Chang Yung Chia

Plicatura Transumbilical

AF209944

Chang Yung Chia

Plicatura Transumbilical

Tratamento Estético e Funcional do Umbigo

Novas Edições Acadêmicas

Imprint

Any brand names and product names mentioned in this book are subject to trademark, brand or patent protection and are trademarks or registered trademarks of their respective holders. The use of brand names, product names, common names, trade names, product descriptions etc. even without a particular marking in this work is in no way to be construed to mean that such names may be regarded as unrestricted in respect of trademark and brand protection legislation and could thus be used by anyone.

Cover image: www.ingimage.com

Publisher:
Novas Edições Acadêmicas
is a trademark of
Dodo Books Indian Ocean Ltd. and OmniScriptum S.R.L publishing group

120 High Road, East Finchley, London, N2 9ED, United Kingdom
Str. Armeneasca 28/1, office 1, Chisinau MD-2012, Republic of Moldova, Europe
Managing Directors: Ieva Konstantinova, Victoria Ursu
info@omniscriptum.com

Printed at: see last page
ISBN: 978-613-0-16647-2

Dedico

aos meus filhos Yasmin, Clarissa, Yan, Joana e Filipa,

que dão sentido à minha vida,

e à minha amada Camille,

pelo seu apoio e amor incondicional.

SUMÁRIO

I - A ESTÉTICA DO UMBIGO

O padrão atual da beleza corporal está intimamente associado à saúde. São valorizados os indivíduos longilíneos e atléticos. Isso se traduz num corpo com equilíbrio perfeito entre o músculo, a gordura e a pele. O conjunto formado pela parede abdominal muscular sem flacidez, aponeurose e anel umbilical íntegros, pele e camada adiposa bem distribuídas e sem excessos, resulta num umbigo fechado, longilíneo, profundo, e com o fundo invisível (fig. 1.1).

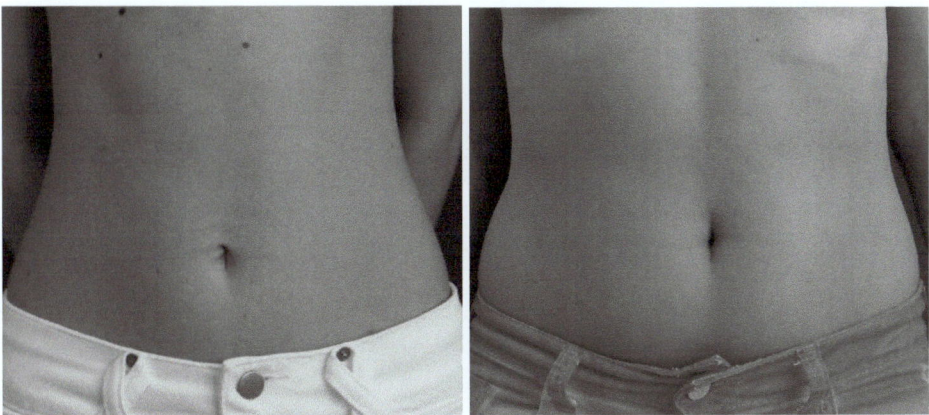

Figura 1.1 – Características do umbigo estético: longilíneo, fechado, com o fundo invisível, e sem excesso de pele. Paciente de sexo feminino de 20 anos de idade, nulípara, em seu peso ideal (esquerda), e paciente de 37 anos de idade, após duas gestações, com discreto sobrepeso (direito).

O umbigo tem o formato de cone invertido. A profundidade do umbigo é determinada pela inserção do fundo ou centro do umbigo na aponeurose dos músculos reto abdominais, profundamente, e pela espessura da camada adiposa subcutânea peri-umbilical.

Vários fatores influenciam num umbigo inestético.

O excesso de pele abdominal cria uma dobra de pele no polo superior, cobrindo parcialmente o umbigo (fig. 1.2).

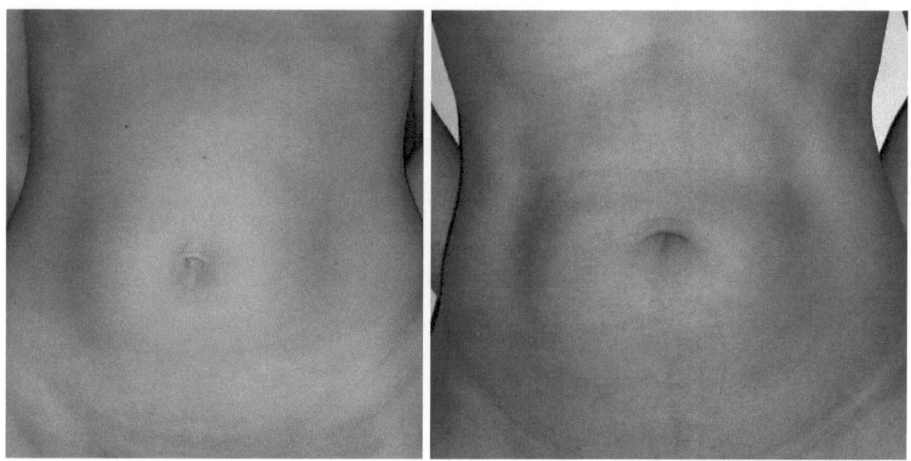

Fig. 1.2 – excesso de pele acima do umbigo.

Quando associado ao excesso de gordura abdominal, o umbigo se torna arredondado ou até horizontalizado (fig. 1.3).

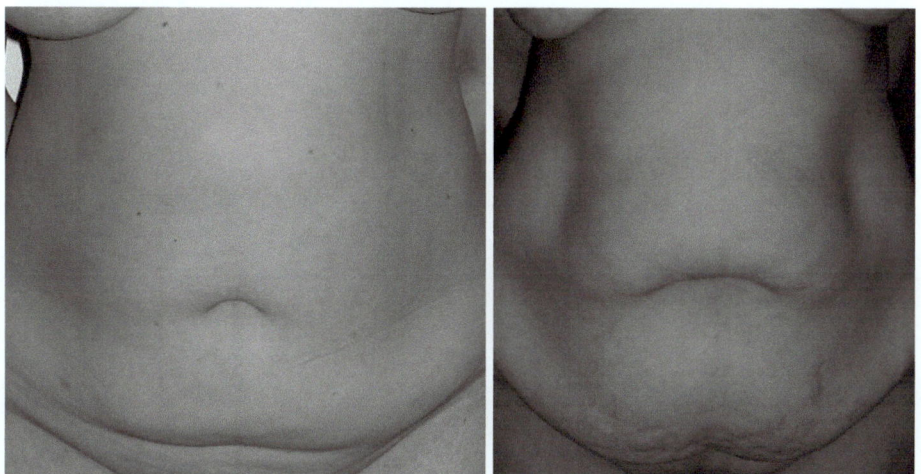

Fig. 1.3 – Excesso de gordura (e pele).

A presença da diástase dos músculos retos abdominais torna o fundo do umbigo plano e evidente (fig. 1.4).

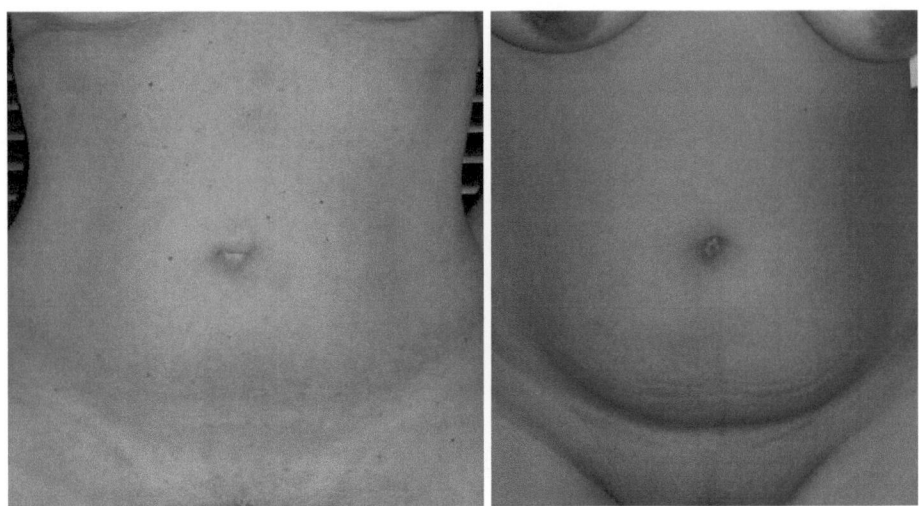

Fig. 1.4 – A diástase dos músculos reto abdominais torna o fundo do umbigo plano (presença de hérnia umbilical na metade cranial do umbigo na figura da esquerda).

E quando a diástase se apresenta concomitantemente com a hérnia umbilical, o fundo do umbigo se torna abaulado ou até evertido (fig. 1.5).

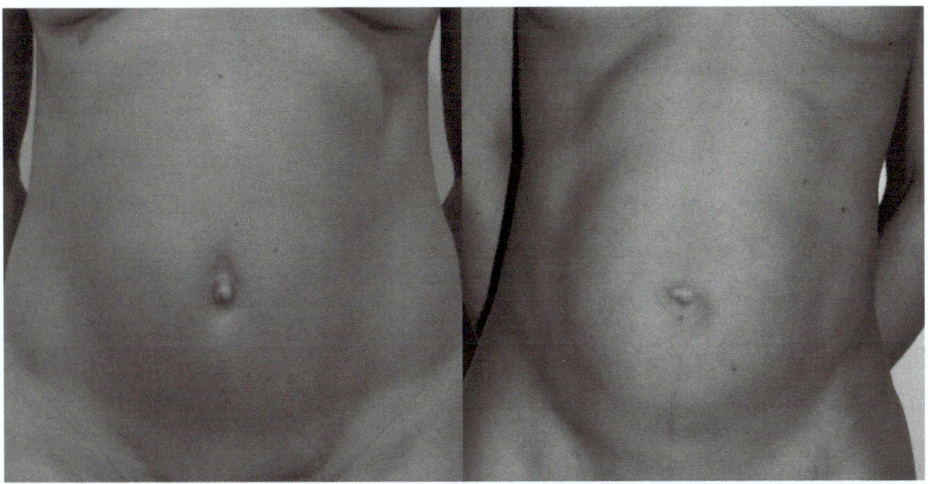

Fig. 1.5 – A diastase dos músculos reto abdominal quando concomitante com hérnia, causa um abaulamento ou até everte o umbigo.

O umbigo é o indicador do estado da saúde do indivíduo, pois denuncia o seu estado ponderal, o tônus muscular, a integridade da aponeurose, e evidencia o excesso de pele.

II – ANATOMIA

O umbigo é uma cicatriz natural proveniente da invaginação do coto umbilical após a necrose do cordão umbilical, que se desprende do corpo entre uma a duas semanas após o nascimento. Está localizada na altura do disco intervertebral da terceira e quarta vértebras lombares, que coincide com a linha imaginária entre as cristas ilíacas superiores. Quatro cordões fibrosos, remanescentes da veia umbilical obliterada, do úraco, e das duas artérias umbilicais, estão ligados profundamente à sua superfície e exercem tração no umbigo para dentro do corpo (fig. 2.1).

O suprimento arterial do umbigo, didaticamente, é dividido em três fontes profundas, e, no plexo vascular subdermico.

As fontes profundas são:

- As artérias epigástricas direita e esquerda, que dão ramos perfurantes, e um ramo ascendente, que cursa entre o músculo e o folheto aponeurótico posterior do músculo reto abdominal, passando direto para o umbigo;
- O ligamento teres hepaticus;
- O ligamento umbilical mediano.

O plexo subdermico é suprido pelos ramos das artérias epigástricas profundas direita e esquerda, em sua maioria situados lateralmente e em posição inferior ao umbigo, com distancia média de 4 cm.

A figura abaixo ilustra as camadas musculares e aponeuróticas da parede abdominal, em secção transversal (fig. 2.2).

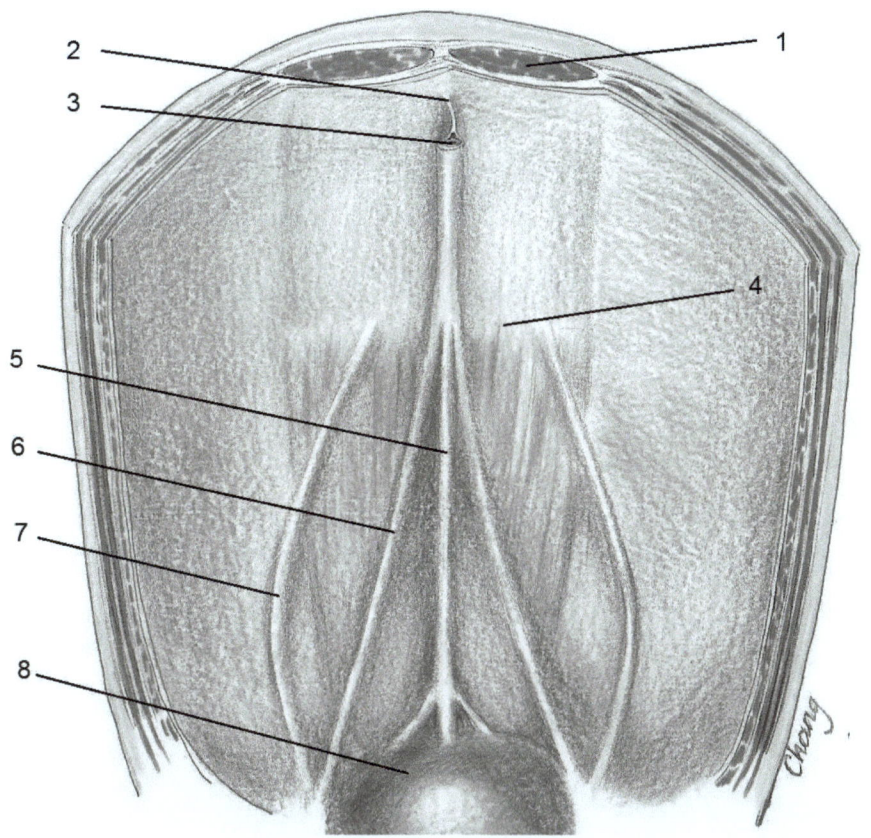

Fig. 2.1 – Vista posterior da parede abdominal anterior de recém-nato. 1 - Músculo reto abdominal; 2 - Ligamento falciforme (do fígado); 3 – Ligamento redondo do fígado e veia umbilical; 4 – Linha arqueada; 5 – Prega umbilical mediana; 6 - Prega umbilical medial; 7 - Prega umbilical lateral; 8 – Bexiga.

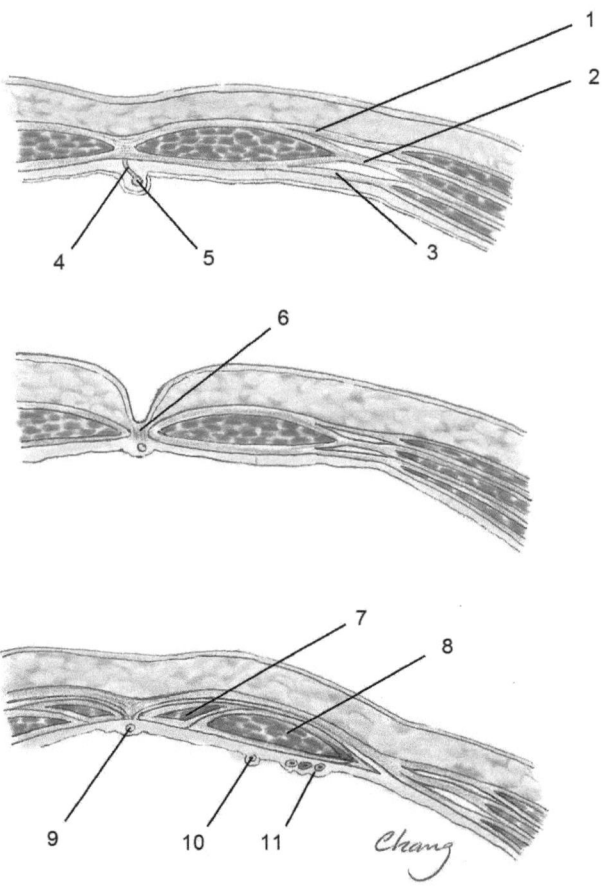

Fig. 2.2 – Corte horizontal dos músculos da parede abdominal anterior, da região epigástrica (superior), ao nível do umbigo (centro), e, abaixo da linha arqueada (inferior). 1 – aponeurose do músculo oblíquo externo; 2 - aponeurose do músculo oblíquo interno; 3 - aponeurose do músculo transverso abdominal; 4 – ligamento falciforme (do fígado); 5 – Ligamento redondo do fígado e veia umbilical; 6 – umbigo e o anel umbilical; 7 – músculo piramidal; 8 – músculo reto abdominal; 9 – prega umbilical mediana, cordão do úraco; 10 – prega umbilical medial, ligamento umbilical medial; 11 – Prega umbilical lateral, artéria e veias epigástricas inferiores.

III - AVALIAÇÃO

Inicialmente na posição ortostática, a paciente é avaliada quanto ao biótipo (longilíneo ou brevilíneo), e a largura do tórax em relação ao quadril. As mulheres com tórax largo e quadril pequeno não tendem a ter uma cintura fina, enquanto as que têm tórax mais estreito e quadril largo, a cintura é mais fina e definida.

O estado ponderal indica um volume intra-abdominal maior, e a camada adiposa subcutânea mais espessa. No homem, predomina o volume intra-abdominal, e na mulher, a camada subcutânea. A espessura do subcutâneo, juntamente com a integridade da parede musculo-aponeurótico indicarão a profundidade do umbigo.

O excesso de pele se evidencia em dobras, pequenas ou grandes, acima do umbigo e acima do púbis. A quantidade da pele excedente determinará o tipo de cirurgia necessário (fig. 3.1).

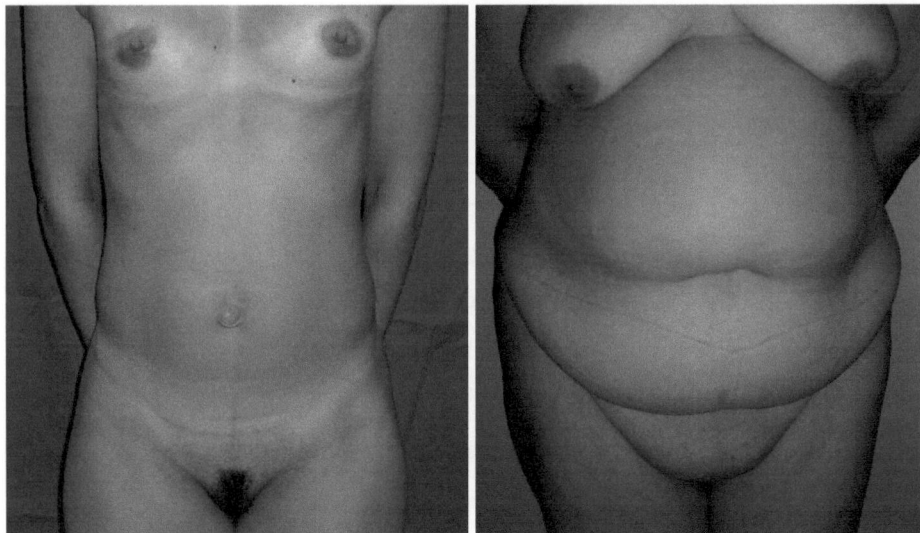

Fig. 3.1 – paciente magra e sem excesso de pele acima do umbigo. Indicação de correção da diástase e da hérnia pela cicatriz prévia suprapubiana e periumbilical, tendo a opção de remoção de pequeno segmento de pele suprapubiana (esquerda). Paciente acima do peso e com excesso cutâneo. Indicação de abdominoplastia total e lipoaspiração (direita).

A flacidez musculo-aponeurótico se evidencia pelo abdômen globoso, com abaulamentos laterais, e o umbigo com o fundo visível e plano. Na presença da hérnia, o fundo se torna abaulado, e o umbigo pode se everter (fig. 3.2).

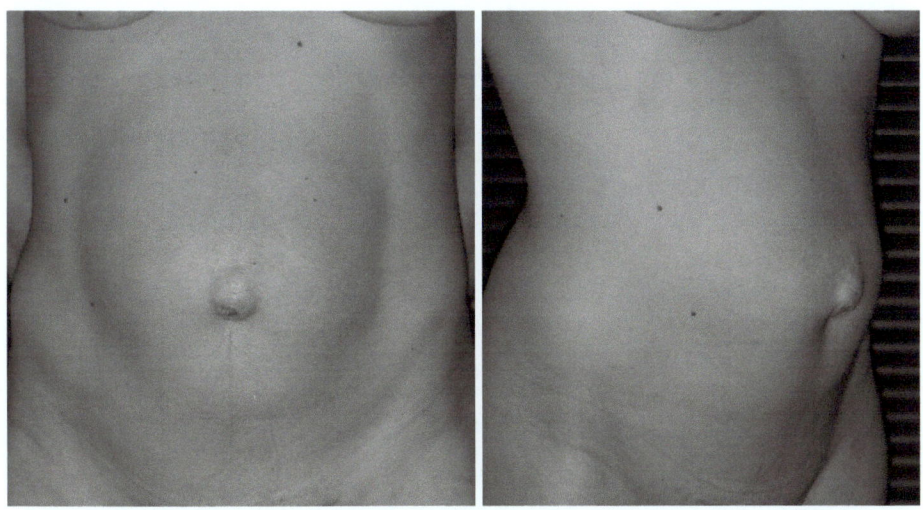

Fig. 3.2 – flacidez muscular abdominal com diástase dos retos abdominais e hérnia, com umbigo evertido.

Na posição de decúbito dorsal, com qualquer manobra de aumento da pressão intra-abdominal (elevar as pernas esticadas, por exemplo), a presença e a gravidade da diástase da aponeurose dos músculos reto abdominal e da hérnia umbilical se evidenciam. E a indicação de tratamento dos mesmos se torna clara (fig. 3.3).

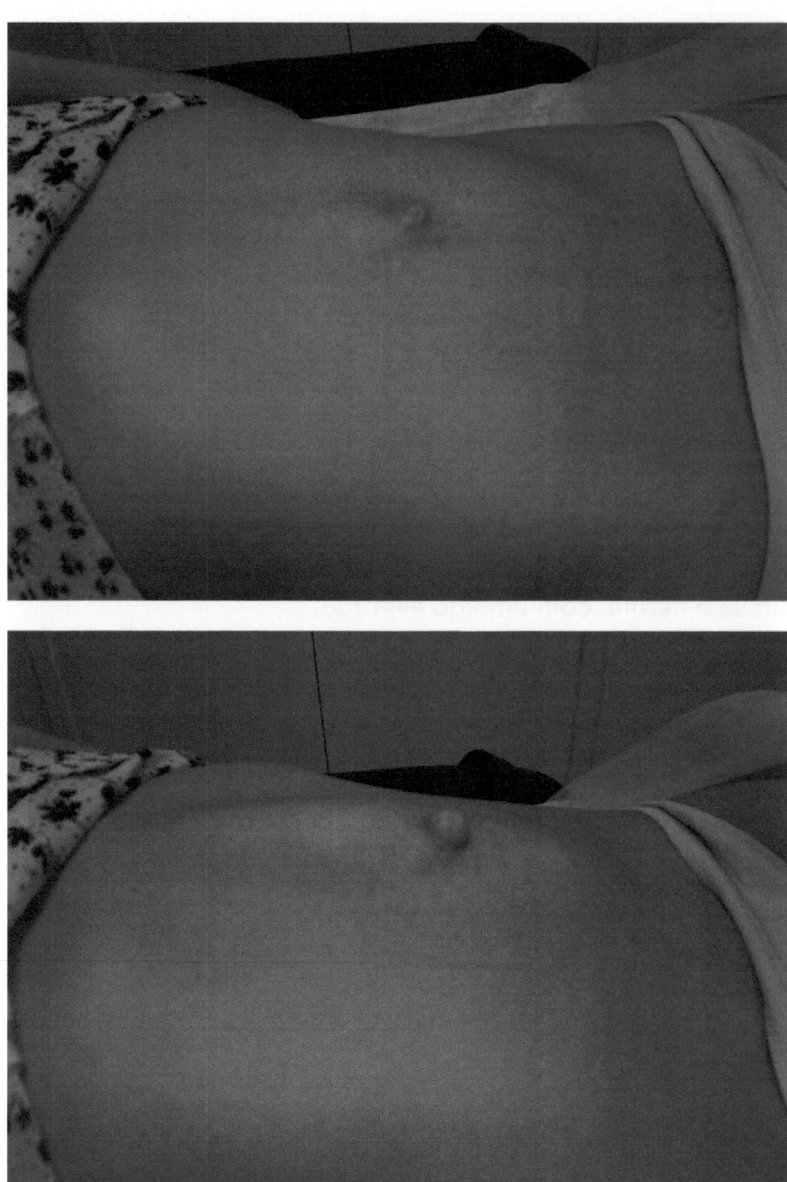

Fig. 3.3 – paciente em decúbito dorsal, em repouso, já com evidencia de diástase e hernia umbilical (superior), e em manobra de Valsalva, evidenciando claramente as patologias (inferior).

V - INDICAÇÃO DA CIRURGIA

Para se conseguir um umbigo mais estético, são necessários:

1. Eliminar a pele em excesso ao redor do umbigo, quando presente,
2. Correção da diástase muscular, e, de hérnia umbilical, se presente,
3. Implantar o fundo (centro) do umbigo o mais profundo possível, tornando-o invisível,
4. Preservar o tecido adiposo subcutâneo nas laterais do umbigo para torna-lo fundo e no formato longitudinal.

Excesso de pele

O excesso de pele supra-umbilical é uma das principais causas do umbigo inestético. Como, até o presente momento, não há tratamento para flacidez cutânea senão a sua remoção, um discreto excesso de pele teria que ser tolerado pela paciente. Em contrapartida, um grande excesso de pele, já vale a pena ser retirado eficientemente pela cirurgia de abdominoplastia. O excesso moderado de pele supra-umbilical apresenta maior dificuldade na indicação cirúrgica. Deve-se relacionar o custo da cicatriz (abdominoplastia sub-total – cicatriz horizontal associada a uma cicatriz vertical suprapubica) com o benefício da retirada da pele redundante, decisão difícil para a paciente (fig. 4.1).

17

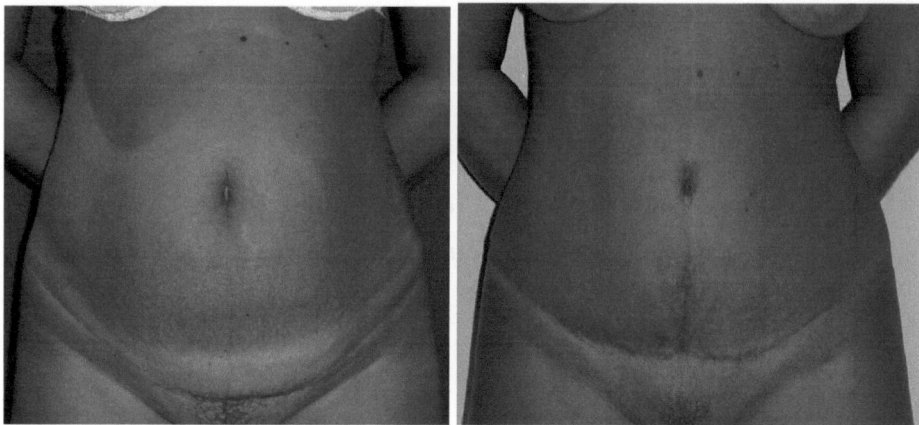

Fig. 4.1 – Paciente com diástase dos retos abdominais e moderado excesso dermogorduroso abdominal (esquerda), pós-operatório de abdominoplastia subtotal - cicatriz vertical suprapubiana (direita).

A lipoaspiração não melhora a flacidez cutânea, e, por retirar o volume de sustentação da pele, pode piorar a flacidez (fig. 4.2).

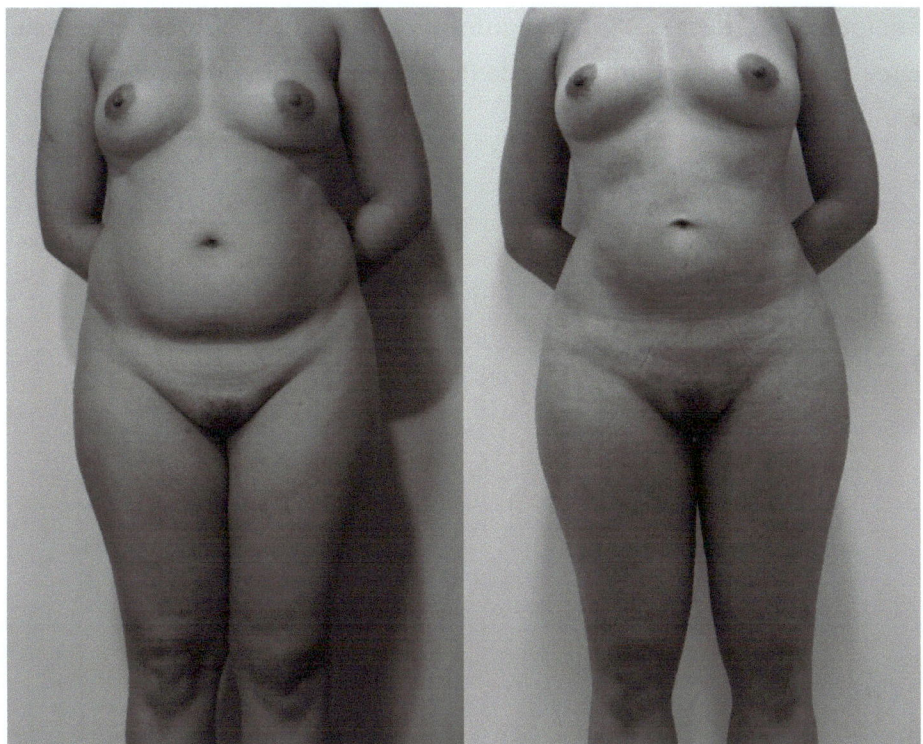

Fig. 4.2 – Paciente com excesso de pele e de gordura, optou por somente lipoaspiração. Pré-operatório (esquerdo) e pós-operatório (direito). Note a flacidez muscular abdominal e excesso cutâneo supra-umbilical no pós operatório.

Mini-abdominoplastias e lipo-mini-abdominoplastia não mobilizam ou não retiram o excesso cutâneo acima do umbigo (fig. 4.3), salvo quando feita a transposição caudal do umbigo (liberação da base do umbigo e fixação numa posição mais baixa, "esticando" a pele supra-umbilical). Este procedimento tem efeito limitado, e quando excessivamente baixa a posição do umbigo, distorce a estética do abdômen. Ou quando "traciona" em excesso a pele infra-umbilical, sem mobilizar a pele acima do umbigo, o abdômen pode ficar com aspecto deformado.

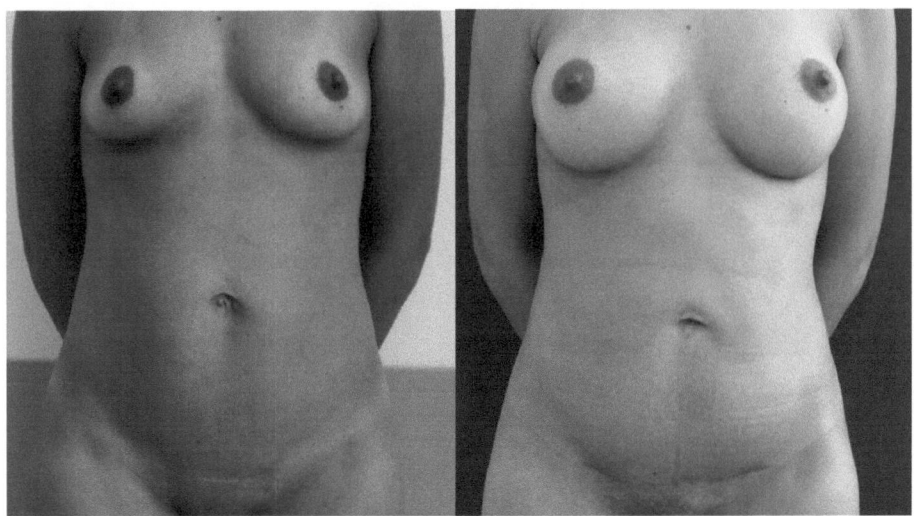

Fig. 4.3 – Pré (esquerda) e pós-operatório (direita) de miniabdominoplastia em paciente magra com diástase e hérnia umbilical, e com discreto excesso cutâneo supra-umbilical. A quantidade de pele removida é pequena e na região suprapubiana, sem efeito na região peri-umbilical, permanecendo o excesso cutâneo supra-umbilical, e sem subcutâneo para estreitar e aprofundar o umbigo.

A pele redundante supra-umbilical pode ser removido por cima, através do abdominoplastia reverso. Esta técnica implica em cicatrizes inframamárias, e pode ser necessária a comunicação mediana entre estas cicatrizes bilaterais. Não obstante, apresenta uma boa solução para paciente já com cicatrizes grandes de mamoplastia, principalmente nas pacientes com sinmastia.

Abdominoplastia total é a cirurgia ideal para correção estética e funcional do umbigo, na presença do excesso cutâneo. O mesmo vale para o lipo-abdominoplastia e o abdominoplastia sub-total (abdominoplastia com uma pequena cicatriz vertical mediana supra-pubiana, decorrente do fechamento do orifício do umbigo) . Todo o excedente cutâneo pode ser removido, o novo umbigo é confeccionado no formado longilíneo, e o tecido subcutâneo é preservado nas laterais para estreitar e aprofundar o umbigo.

Quando a paciente não apresenta excesso cutâneo, obviamente não há necessidade de remoção da pele, e o problema do umbigo deve ser da parede abdominal e do panículo adiposo.

Parede abdominal

A diástase da aponeurose dos músculos reto abdominal é comum nas mulheres, principalmente após gravidez, e frequentemente acompanhada da hérnia umbilical. Com esse afastamento bilateral da linha média, o umbigo se torna horizontalizado, o fundo fica superficial e plano, com aspecto de uma "moeda". Na presença de hérnia, o fundo fica abaulado ou evertido.

A correção da diástase pode ser por plicatura, e deve ser xifo-pubiana. Pode ser feitas nas cirurgias de abdominoplastia total, sub-total, reversa, lipo-abdominoplastias, e nas mini-abdominoplastias com dissecção do retalho abdominal supra-umbilical. Nos casos que não apresentam excesso de pele, a plicatura pode ser feita através de incisão reduzida horizontal supra-pubiana associada a incisão peri-umbilical, sem remoção cutânea (fig. 4.4).

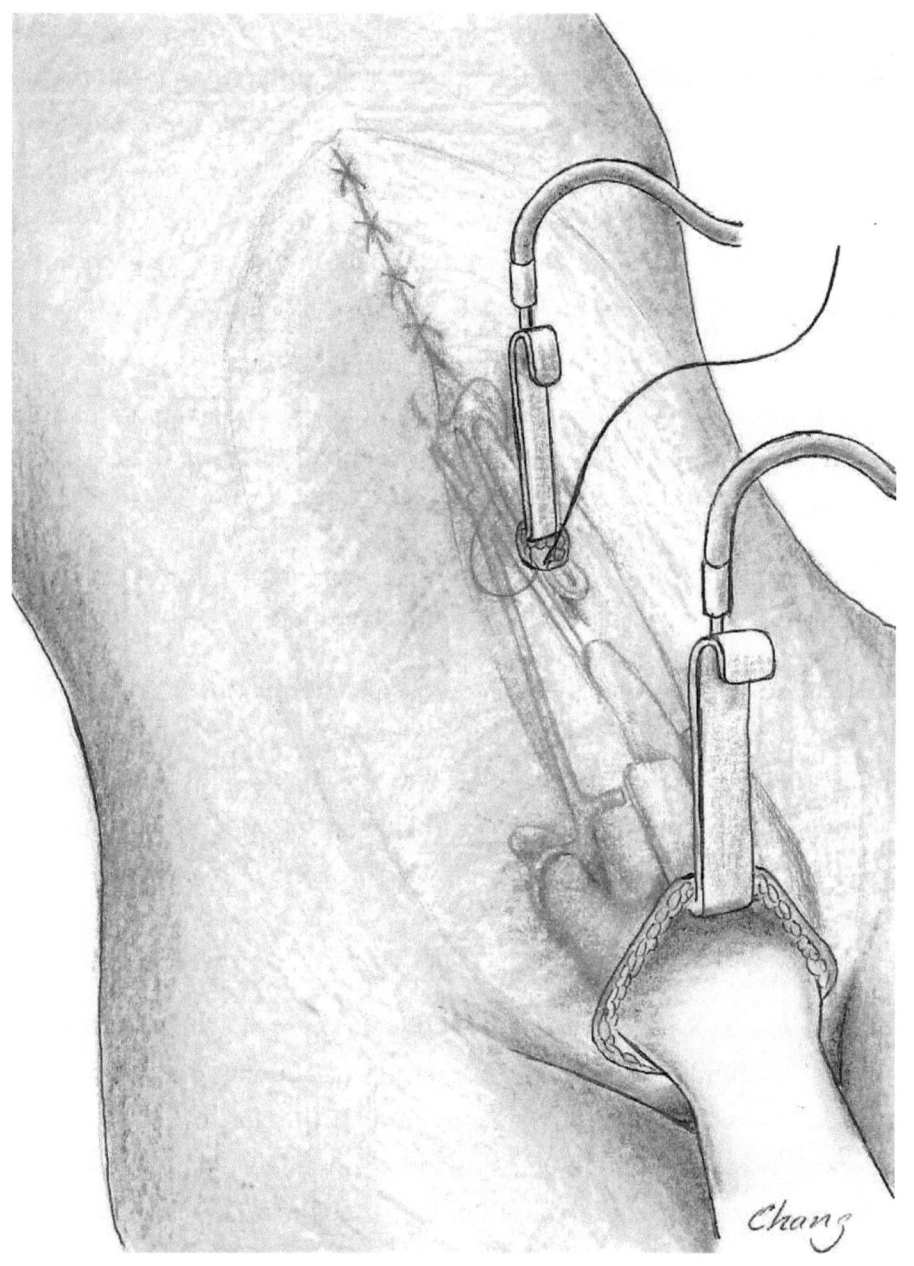

Fig. 4.4 – Plicatura da diatase do músculo reto abdominal e herniorrafia pela incisão reduzida transversa pubiana e peri-umbilical.

Na plicatura da aponeurose do reto abdominal, a região peri-umbilical não deve ser evitada, pois geralmente é onde apresenta maior gravidade de diástase. A correção da diástase nessa região quando omitida, resulta na flacidez local, e pode apresentar um abaulamento peri-umbilical visível no pós-operatório (fig. 4.5).

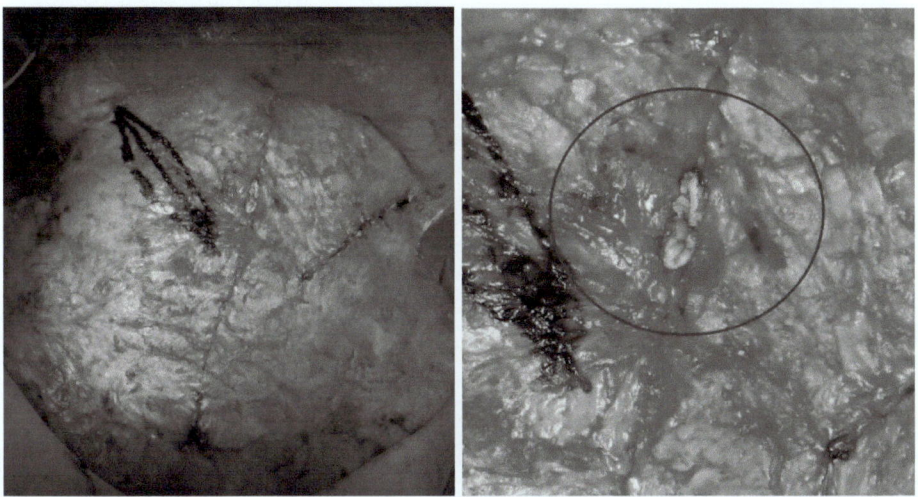

Fig. 4.5 – Flacidez peri-umbilical após a plicatura dos retos abdominais. Note a plicatura do músculo oblíquo externo. Flacidez no detalhe (direita).

A hérnia umbilical deve ser tratada isoladamente, antes da plicatura dos retos abdominais (fig. 4.6)

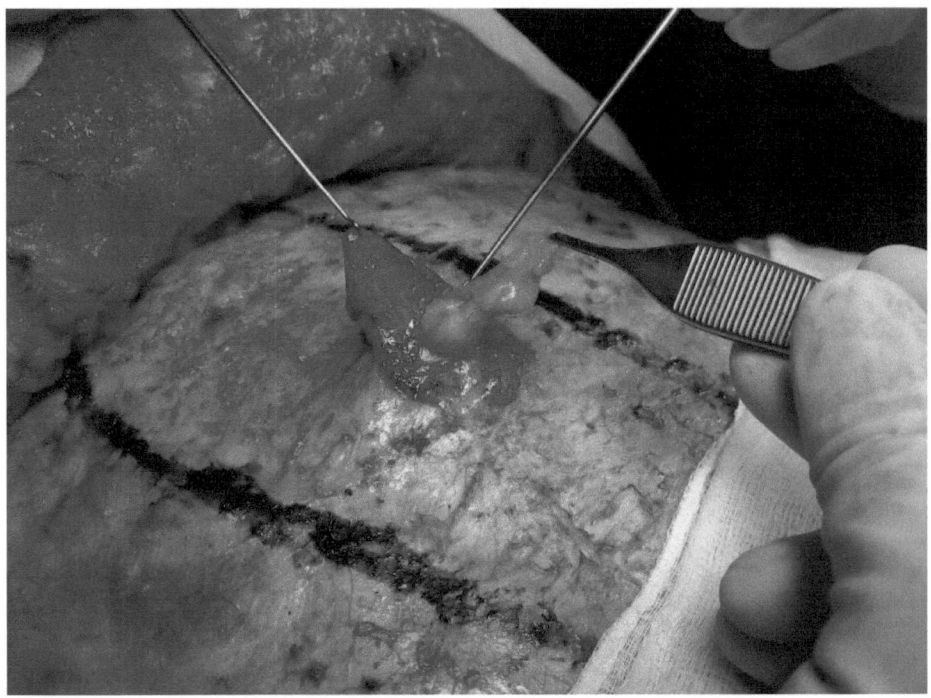

Fig. 4.6 – Tratamento da hérnia umbilical antes da plicatura dos retos abdominais.

V - TÉCNICA CIRÚRGICA

Objetivos da técnica:

A técnica cirúrgica – PLICATURA TRANSUMBILICAL tem dois objetivos:

1. Funcional: tratar a diástase da região peri-umbilical, onde ocorre a maior gravidade da diástase;
2. Estético: confeccionar um umbigo longilíneo, fundo, e natural

Características da técnica:

1. A plicatura é feita ao longo de toda a linha mediana abdominal, principalmente peri-umbilical. Uma sutura de plicatura é feita imediatamente cranial ao umbigo, e uma imediatamente caudal, o mais próximo possível da base do umbigo, e, uma sutura de plicatura é feita entre essas duas, transfixando a base do umbigo, juntando as aponeuroses peri-umbilicais, Quando essa plicatura é omitida, uma flacidez residual pode permanecer;
2. Ao mesmo tempo que, corrige a diástase, a sutura de plicatura transumbilical aborda o fundo do umbigo, e o aprofunda, fixando na linha média, e deixa as bordas do umbigo livres, ao contrário de algumas técnicas correntes que fixam a borda do umbigo na aponeurose e deixa o fundo ou o centro do umbigo abaulado (fig. 5.1).
3. Além disso, para tornar o umbigo longilíneo, e fundo, o tecido adiposo subcutâneo ao redor do umbigo é preservado, principalmente nas laterais, para estreitar o umbigo.

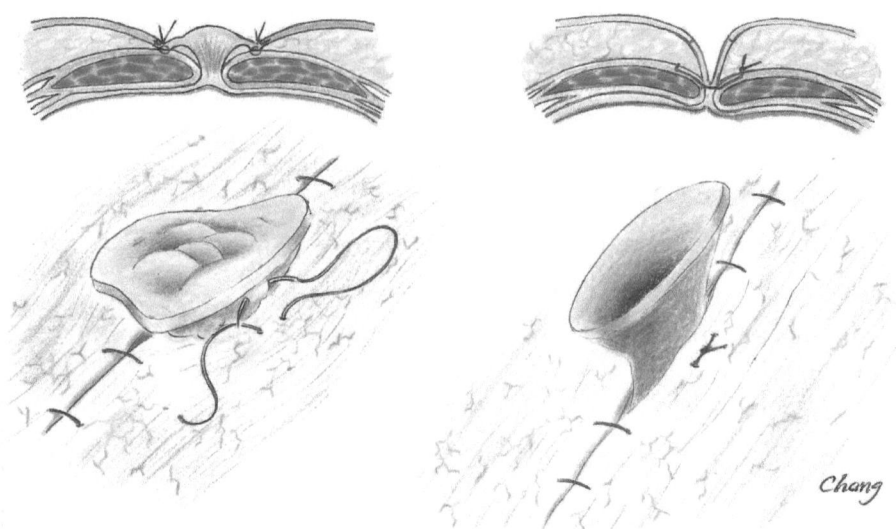

Fig. 5.1 – Técnicas que fixam a borda cutânea do umbigo na aponeurose podem resultar em abaulamento do centro do umbigo, além da flacidez da aponeurose peri-umbilical por falta da plicatura nesse ponto (esquerda). A técnica de plicatura transumbilical afunda o centro do umbigo e deixa as bordas livres, além de aproximar a musculatura (direita).

Técnica Cirúrgica

A técnica pode ser executada em abdominoplastia total, sub-total, lipoabdominoplastias, mini-abdominoplastias, ou em correções isoladas da diastase e hérnias primárias ou secundárias.

A plicatura transumbilical

Após a dissecação do retalho cutâneo-adiposo abdominal, a diastase dos retos é identificada e marcada (fig. 5.2).

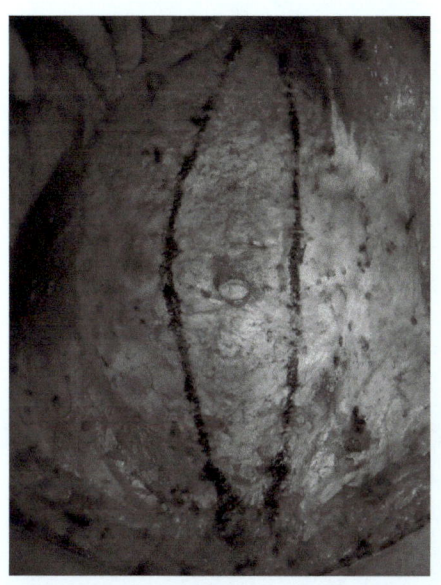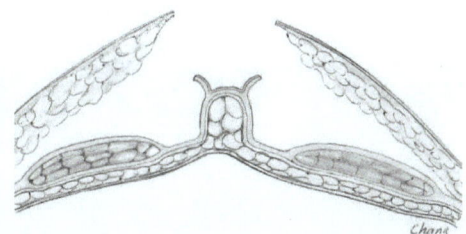

Fig. 5.2 – Dissecção do retalho dermo-adiposo abdominal na abdominoplastia, evidenciando diástase e hérnia umbilical. Marcação das bordas mediais dos músculos reto abdominais (esquerda). Esquema com visão do corte transversal transumbilical (direita).

Na presença da hérnia umbilical, o anel herniário é dissecado, o conteúdo reduzido e a aponeurose fechada com fio inabsorvível.

A plicatura do abdômen é feita com fio de polipropileno 0-0, com pontos simples, cruzados, ou contínuo, do apêndice xifóide até o umbigo, o mais próximo possível do pedículo umbilical, e, do umbigo até o púbis (Fig. 5.3).

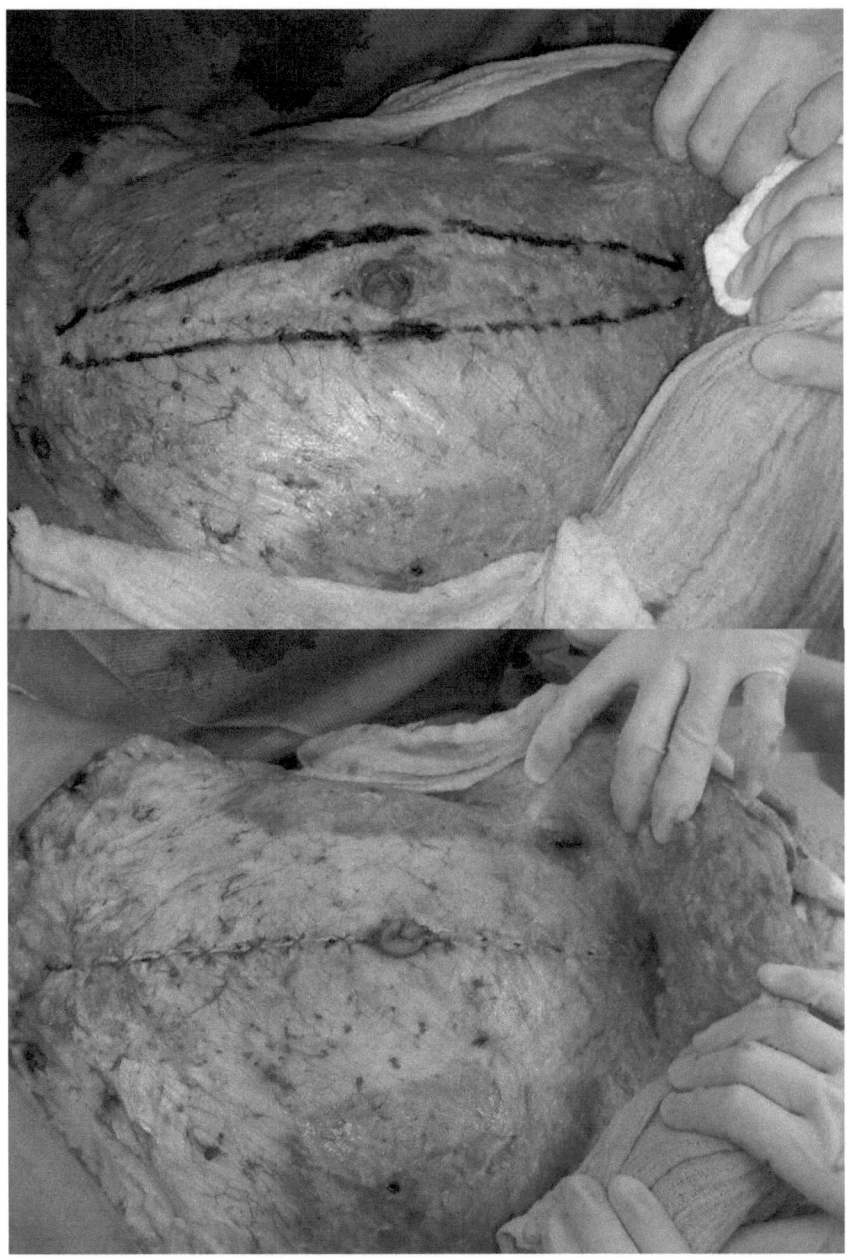

Fig. 5.3 – A plicatura é feita do apêndice xifoide ao púbis. Note um intervalo sem plicatura peri-umbilical e consequente flacidez.

A plicatura transumbilical é feito com fio de nylon monofilamentar 2.0, com agulha de 3 ou 4cm. Inicia-se a sutura entrando com a agulha na aponeurose lateral ao umbigo, e saindo na borda medial do músculo reto do mesmo lado (fig. 5.4).

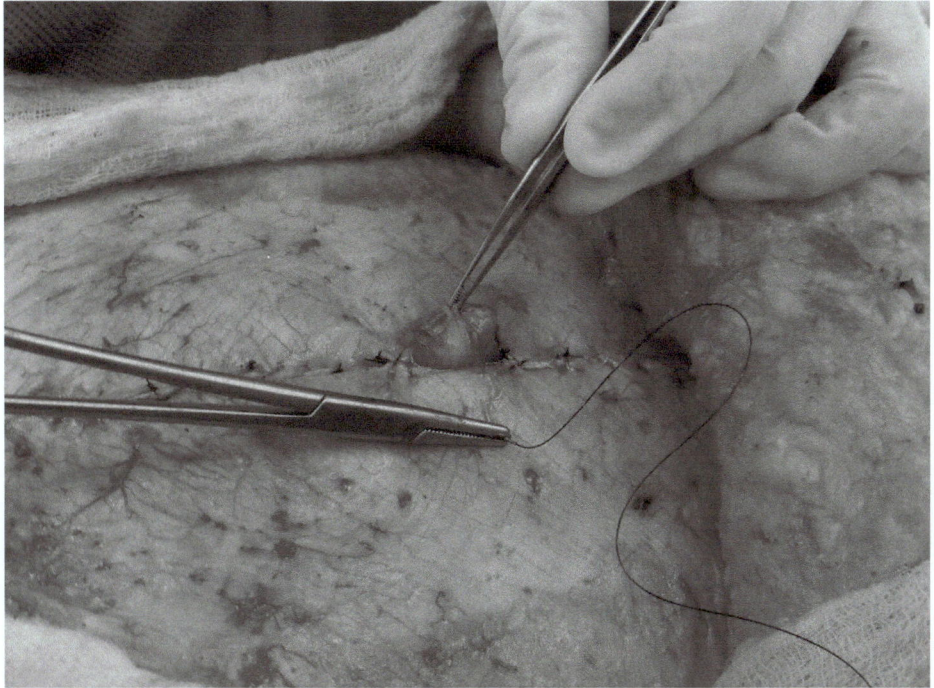

Fig. 5.4 – Início da plicatura trans-umbilical. Abordagem da aponeurose do reto abdominal lateral ao umbigo.

Em seguida a agulha entra na base do pedículo umbilical e se dirige superficialmente, abordando parcialmente a derme do fundo, no centro do umbigo, e, desce novamente transfixando a base do pedículo do outro lado (fig. 5.5).

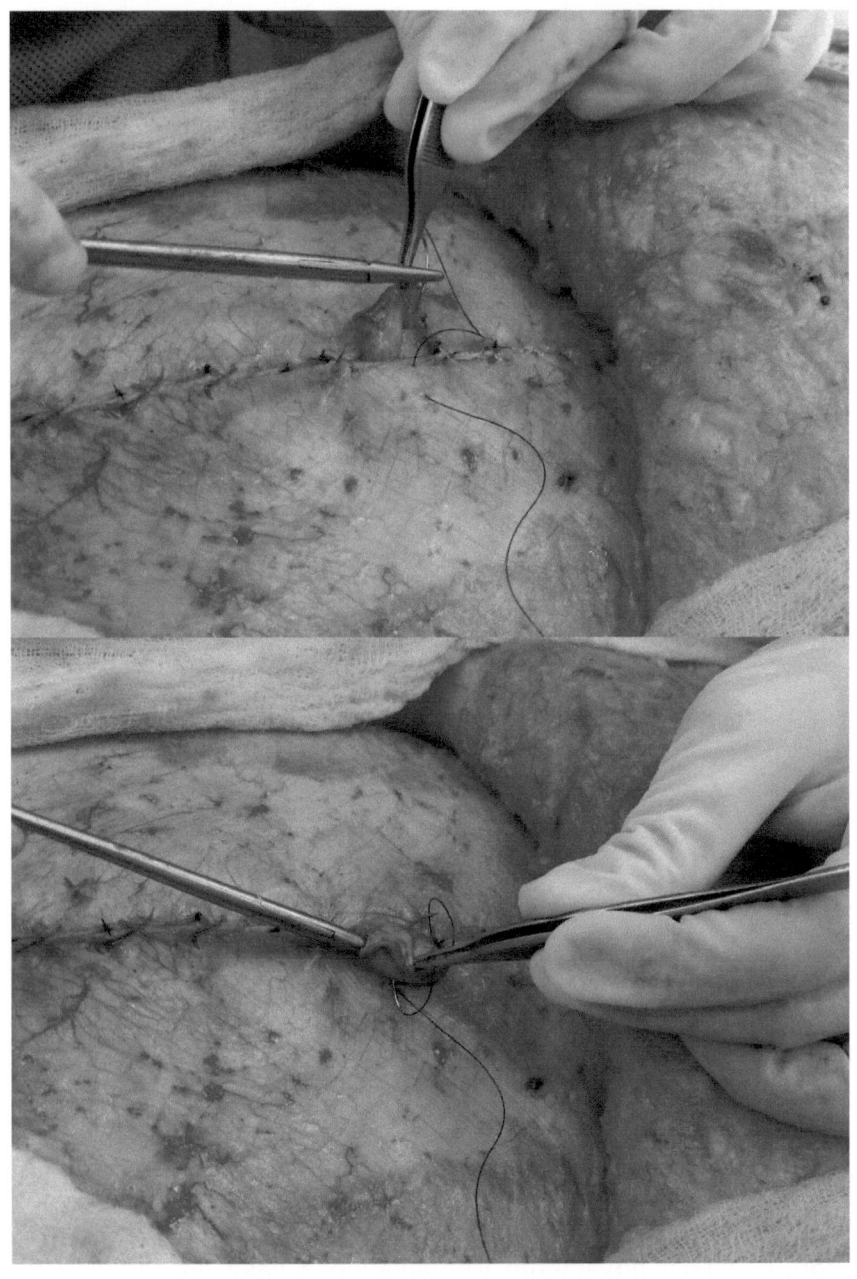

Fig. 5.5 – Transfixação da base umbilical, abordando internamente a derme do fundo do mesmo.

No outro lado, a agulha entra na borda medial do reto abdominal e sai na marcação da diastase (fig. 5.6).

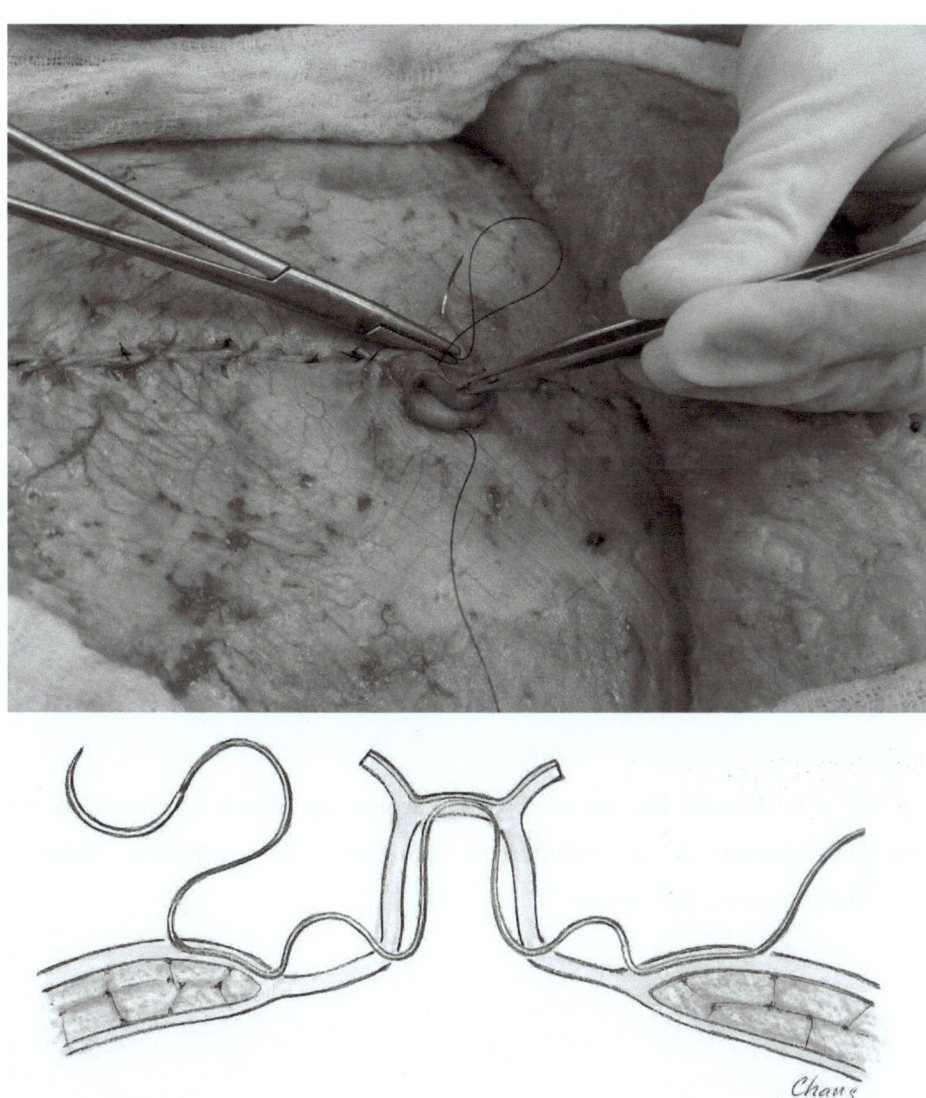

Fig. 5.6 – Saindo na base do outro lado do umbigo, a aponeurose do reto abdominal é abordada.

O mesmo fio volta, alguns milímetros mais caudal, repetindo o mesmo trajeto até retornar ao início, configurando uma sutura em "U" (fig. 5.7, 5.8 e 5.9).

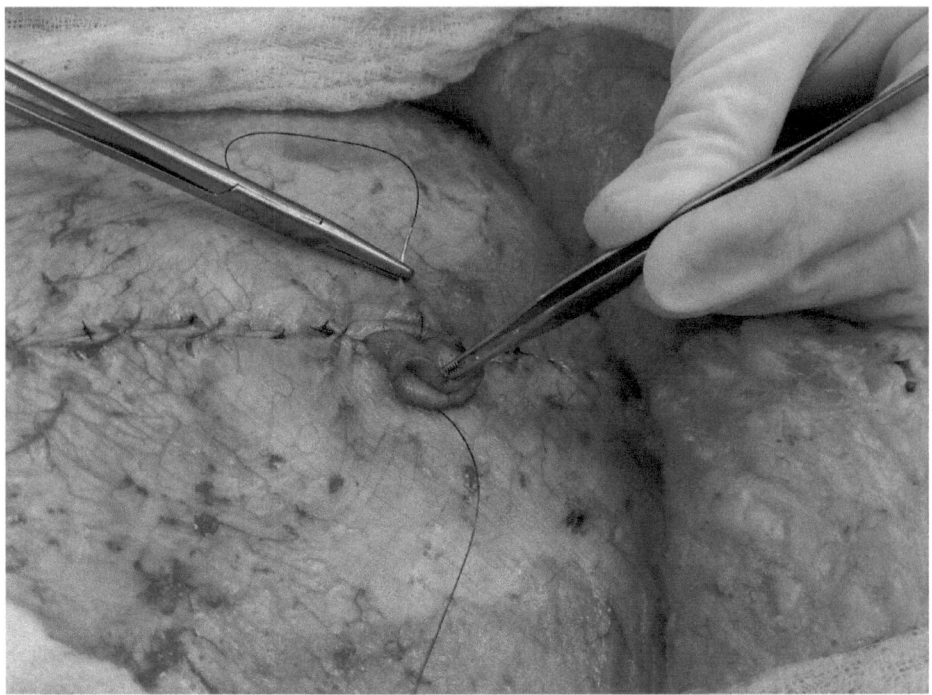

Fig. 5.7 – O mesmo fio, no sentido contrário, aborda a aponeurose do reto abdominal a 2 milímetros afastado da primeira sutura, configurando uma sutura em "U".

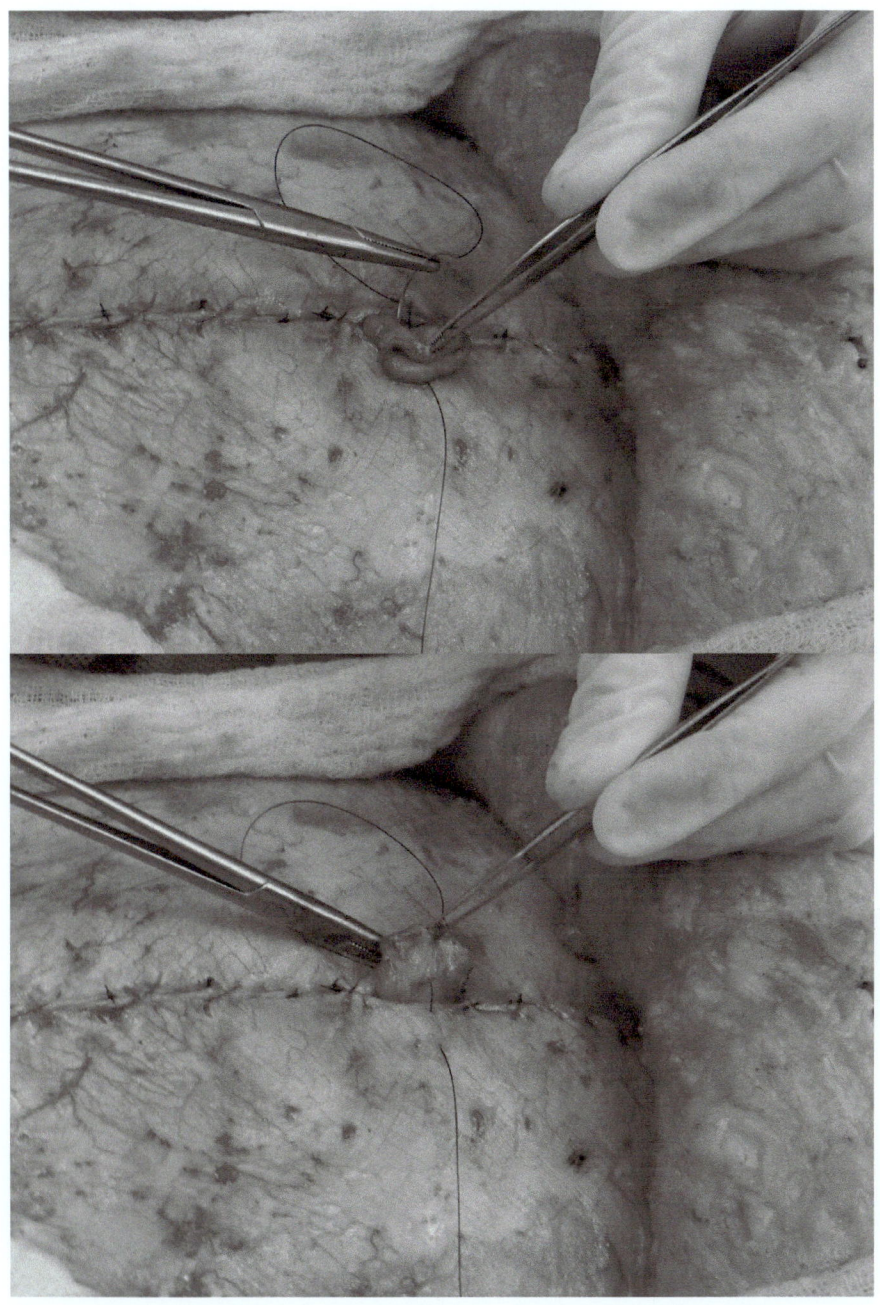

Fig. 5.8 – Em seguida, a transfixação do umbigo é feita.

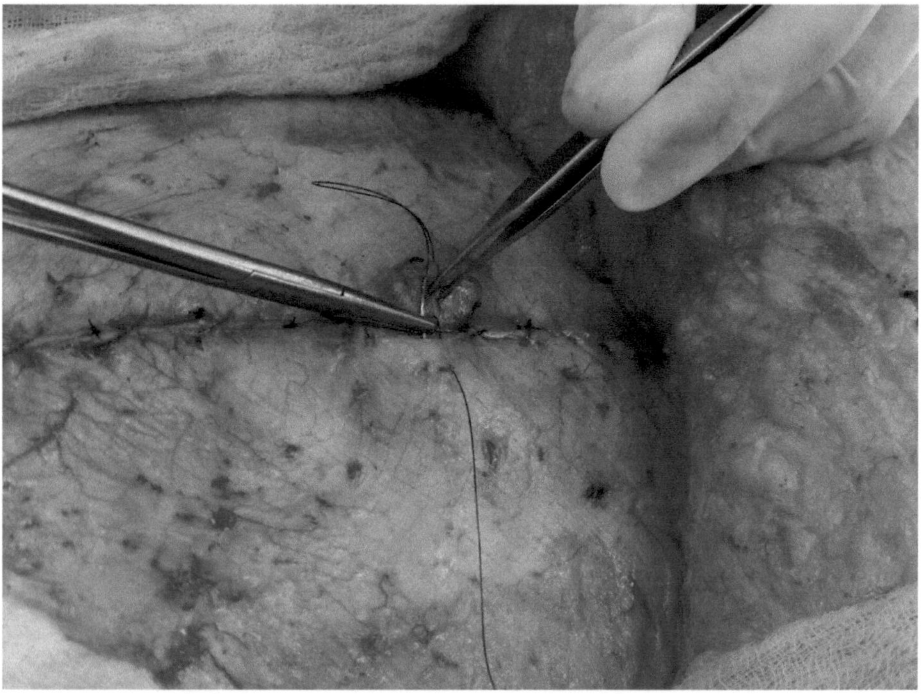

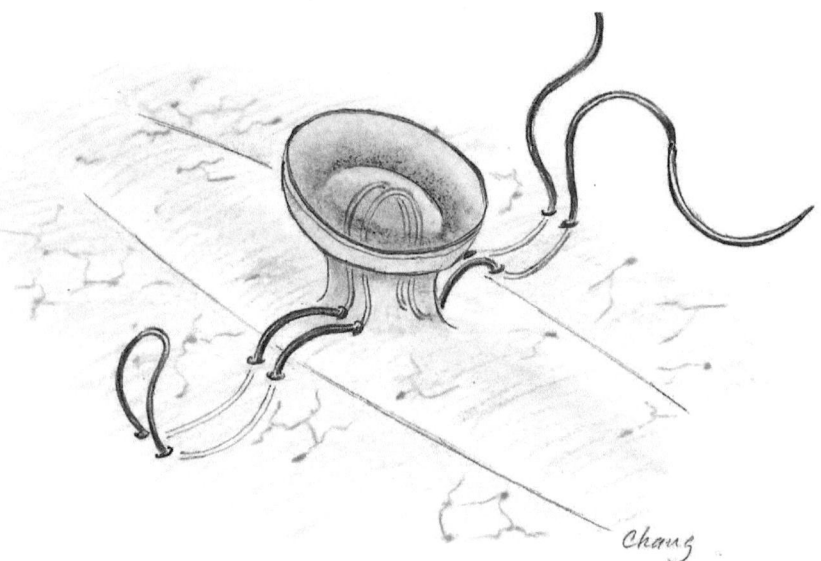

Fig. 5.9 – E a aponeurose do reto é abordada.

O fio é tracionado juntando as bordas do músculo reto abdominal ao redor do umbigo e o nó é feito, com tensão suficiente de aproximar as bordas do reto abdominal, sem estrangular o pedículo umbilical (fig. 5.10).

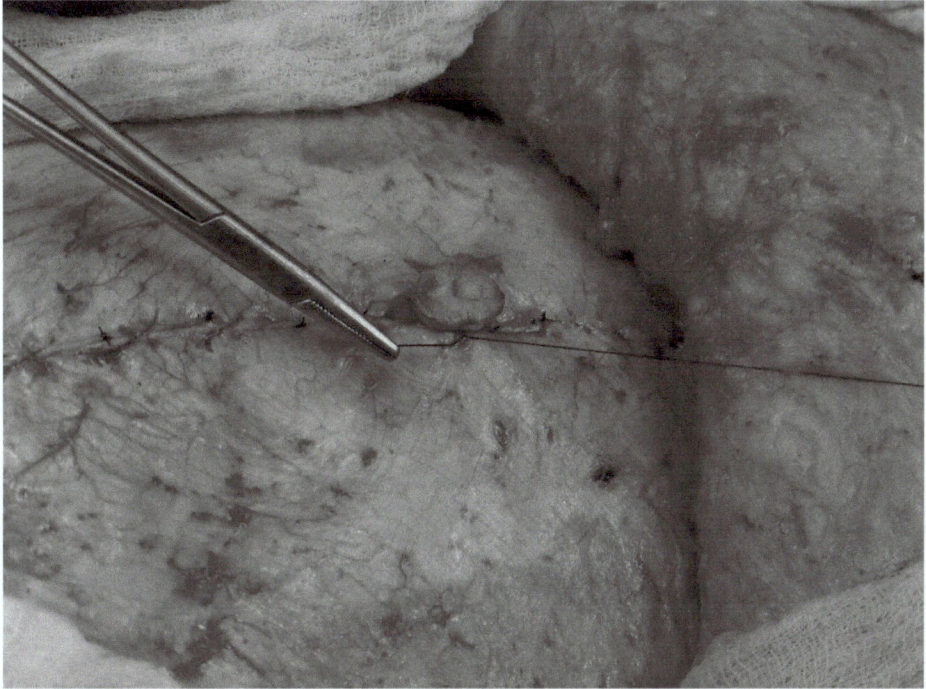

Fig. 5.10 – O fio é tracionado aproximando as bordas do músculo reto abdominal e o nó é apertado na tensão suficiente para a plicatura, sem estrangular o umbigo.

Este ponto aproxima a aponeurose corrigindo a freqüente falha deixada nesta região e aprofunda o umbigo (fig. 5.11).

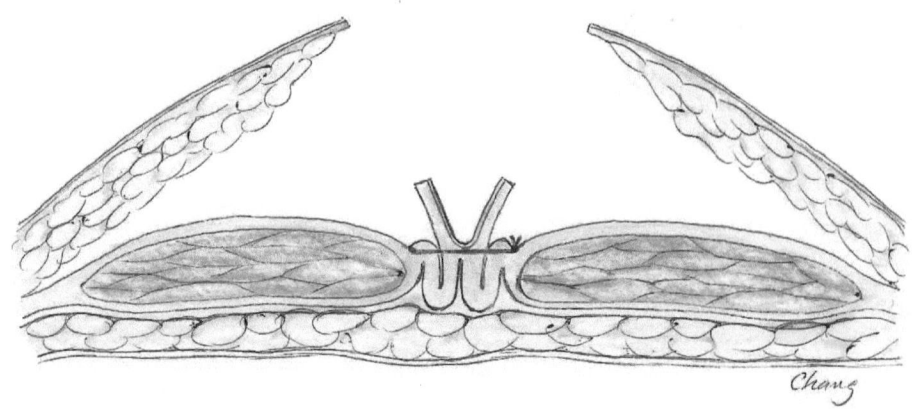

Fig. 5.11 – A sutura em "U" transumbilical aproxima os retos abdominais e aprofunda o centro do umbigo, deixando as bordas do mesmo livres. Este aspecto é o mais próximo do umbigo natural.

Abdominoplastia total, sub-total e lipoabdominoplastia

Em abdominoplastias, uma nova pele é acomodada ao redor do umbigo já corrigido. A incisão no retalho para confecção do umbigo é feita com ressecção de um segmento cutâneo de aproximadamente de 2 cm no sentido longitudinal e de 2 a 3 mm de largura, acompanhada ou não de uma pequena quantidade de tecido subcutâneo (fig. 5.12).

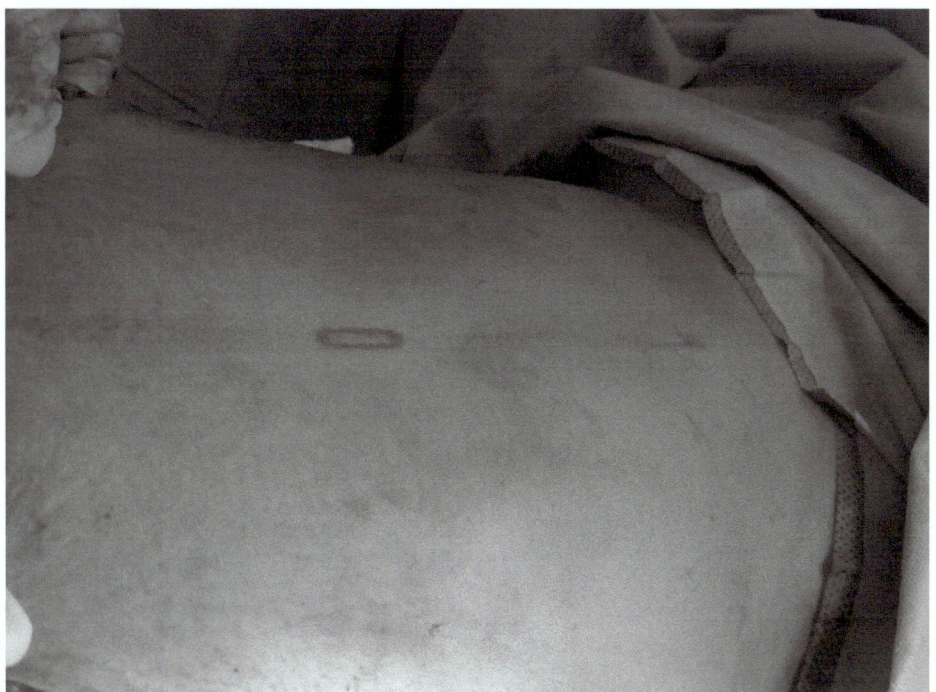

Fig. 5.12 – Marcação no retalho abdominal da localização e formato do novo umbigo.

A remoção de grande quantidade de gordura pode deixar o umbigo raso ou alargado. A sutura do umbigo é feita com fio nylon monofilamentar 5-0 com pontos de "Gilles". O aspecto final imediato é mostrado na figura abaixo (fig. 5.13).

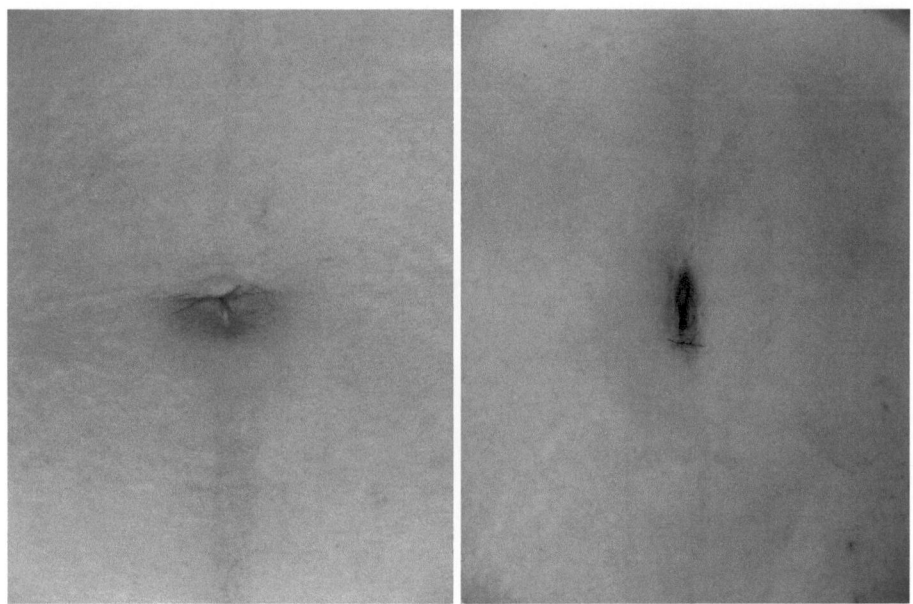

Fig. 5.13 – Aspecto do pós-operatório imediato.

Mini-abdominoplastias e Tratamento da Diástase e Umbigo por Incisão Reduzida

Em mini-abdominoplastias, o acesso para a dissecção do plano aponeurótico infra e supra-umbilical e do umbigo é através de uma incisão horizontal suprapubica, e uma incisão peri-umbilical. Todo o retalho abdominal é dissecado, e a plicatura feita, como em abdominoplastia (fig. 5.14).

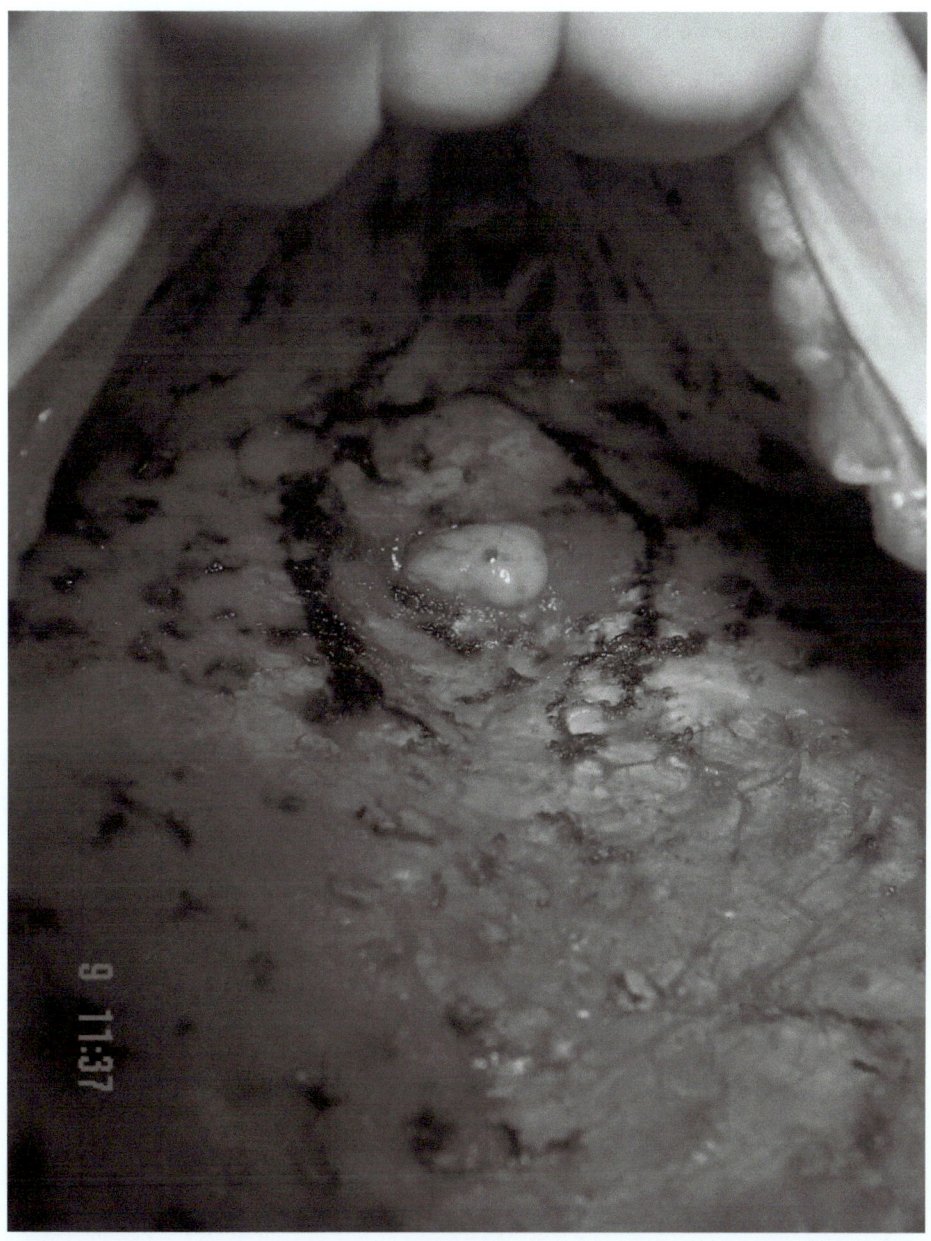

Fig. 5.14 – Por uma incisão reduzida suprapubica e uma incisão peri-umbilical, a aponeurose é dissecada, a hérnia e a diástase são corrigidos, como no abdominoplastia.

Após a plicatura, a pele pode se concentrar na região mediana abdominal, e pode ser necessária a ampliação da dissecção lateral do retalho para melhor distribuição da pele. Como não há remoção e renovação da pele peri-umbilical em mini-abdominoplastias, o umbigo é re-suturado na incisão. Para estreitar o umbigo, a camada adiposa do retalho abdominal de cada lado do umbigo é aproximada medialmente e suturada na base do umbigo (fig. 5.15)

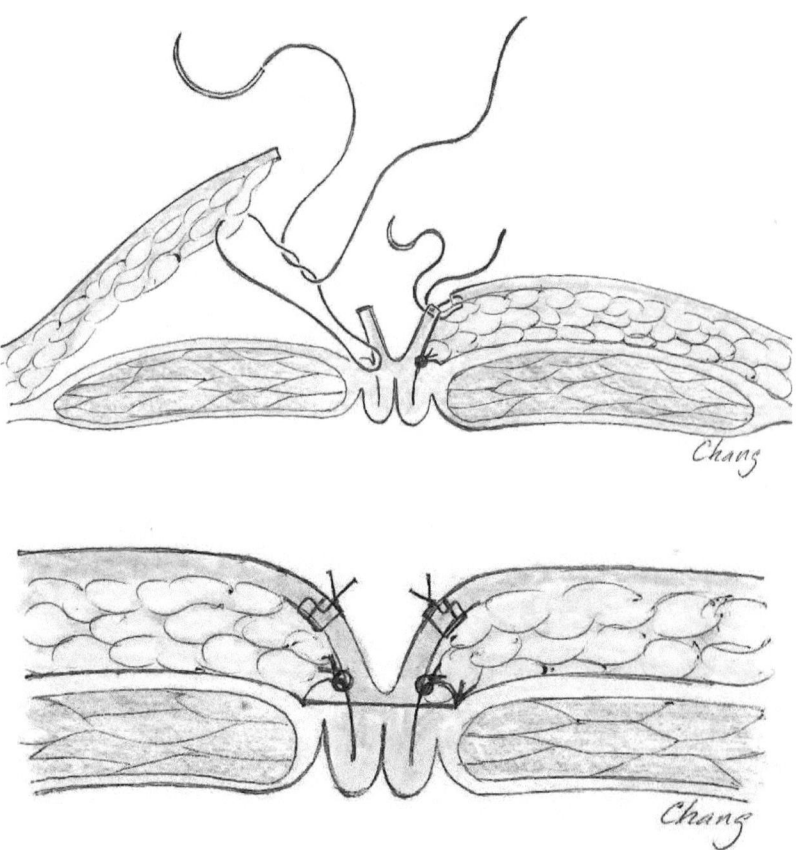

Fig. 5.15 – Principalmente nas pacientes magras, após a plicatura transumbilical, a camada adiposa deve ser aproximada, fixada na base do umbigo para estreitar e aprofundar o umbigo.

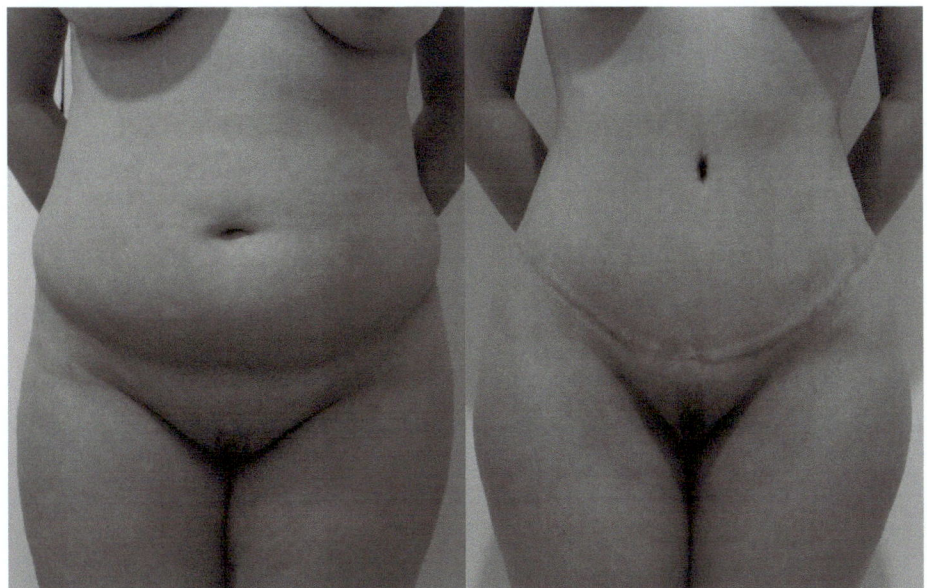

Fig. 6.1 – Abdominoplastia com plicatura transumbilical e lipoaspiração. Pré-operatório (esquerda). Pós-operatório (direita).

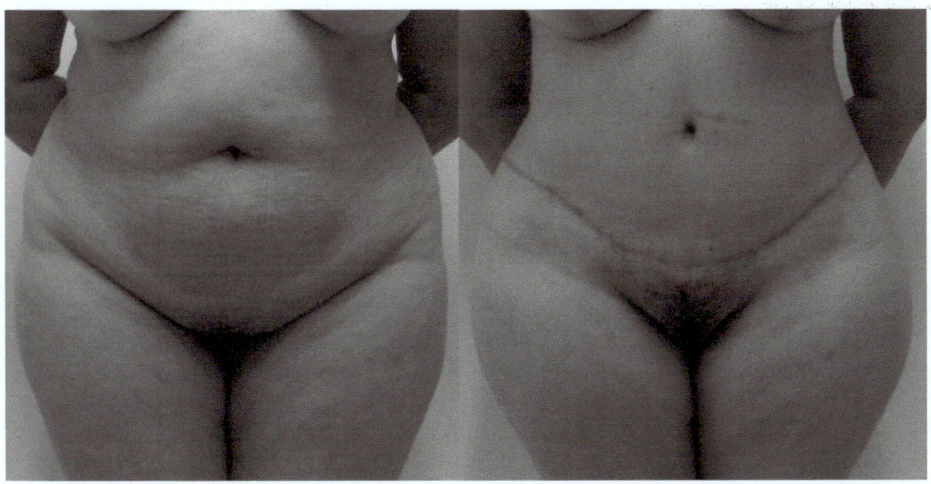

Fig. 6.2 – Abdominoplastia e plicatura transumbilical. Pré-operatório (esquerda). Pós-operatório (direita).

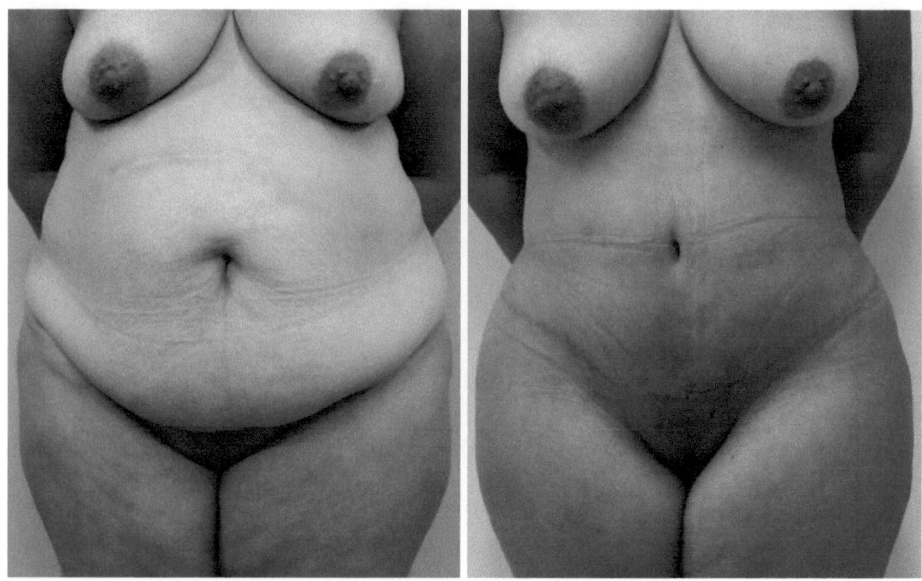

Fig. 6.3 – Abdominoplastia com correção da diastase e plicatura transumbilical, em paciente com obesidade. Pré-operatório (esquerda). Pós-operatório (direita).

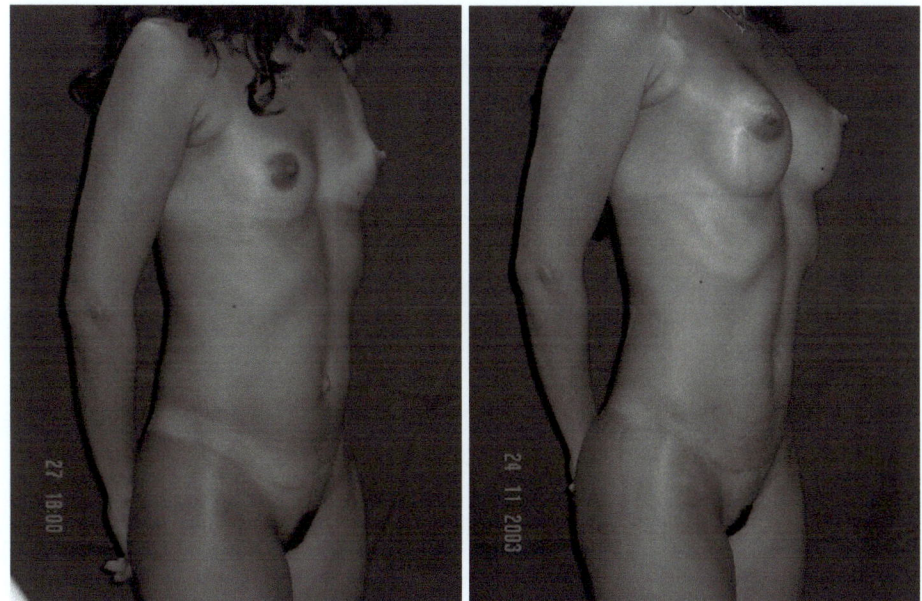

Fig. 6.4 – Plicatura da diástase dos retos abdominais e da hérnia umbilical, e plicatura transumbilical, por incisão reduzida (mini-abdominoplastia) e incisão peri-umbilical. Paciente jovem, após uma gravidez. Pré-operatório (esquerda). Pós-operatório (direita).

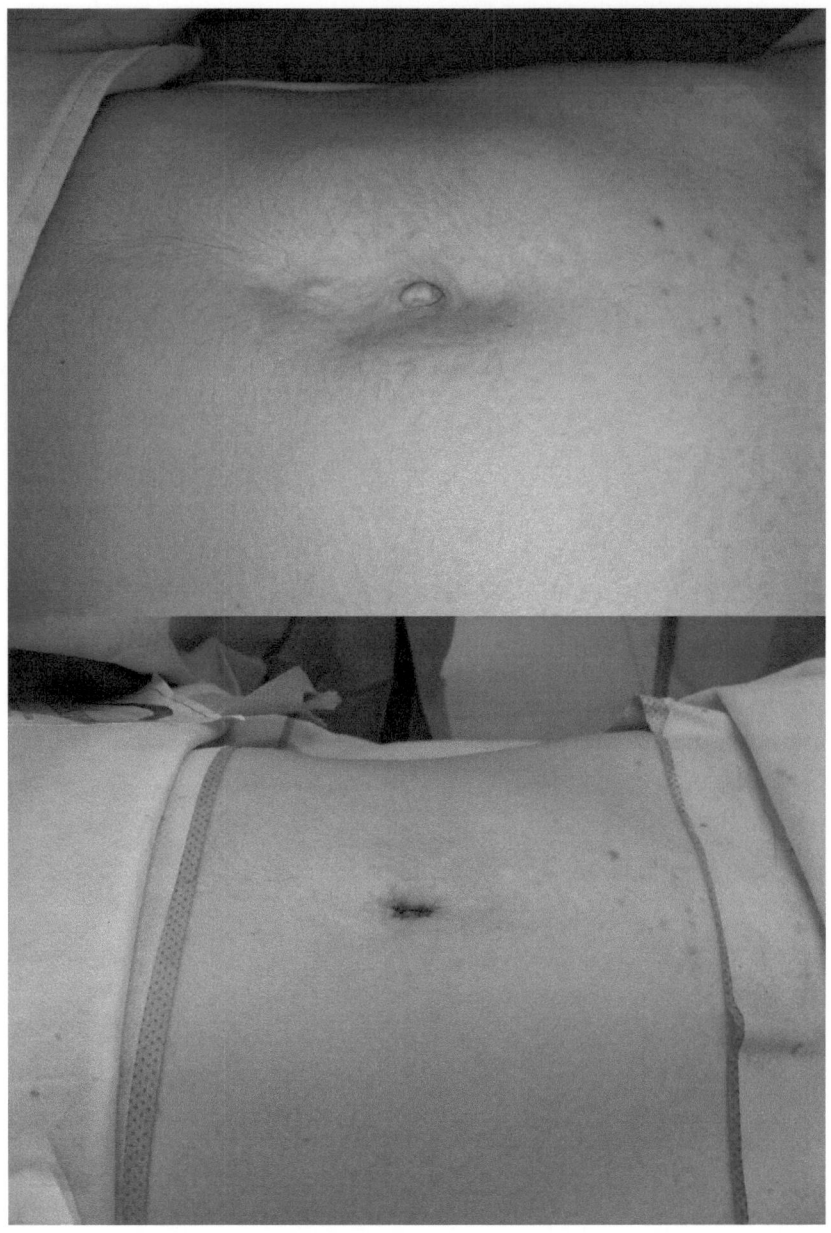

Fig. 6.5 – Correção da diástase e hérnia umbilical em paciente jovem, sem excesso de pele, após gravidez. Resultado imediato. Pré-operatório (acima). Pós-operatório (abaixo).

44

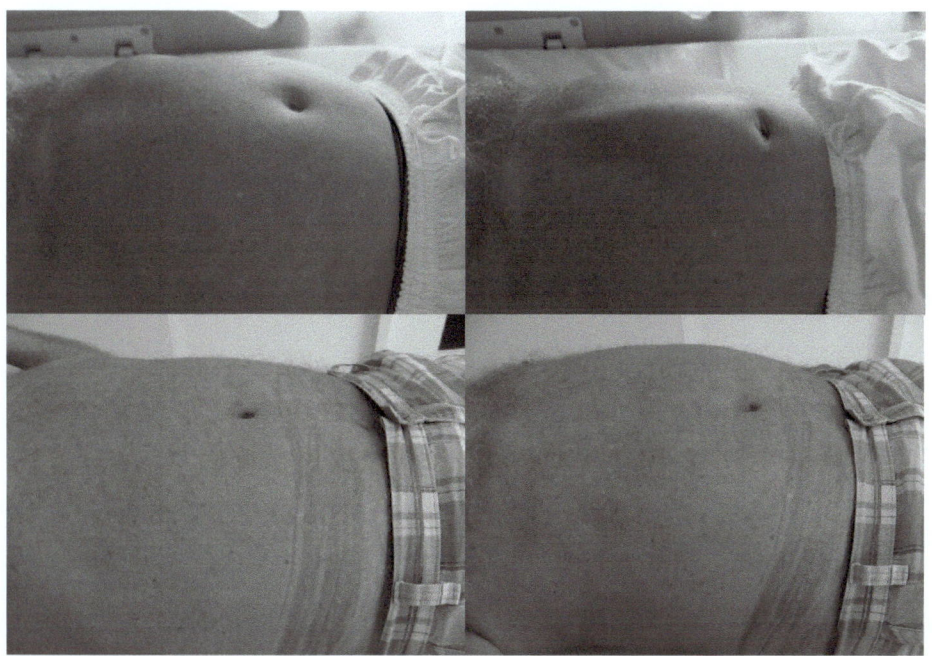

Fig. 6.6 – Pré e pós-operatório do paciente de sexo masculino, 63 anos de idade. Em decúbito dorsal e em repouso (superior esquerda), e em esforço abdominal, evidenciando a grave diástase dos retos abdominais e hérnia umbilical (superior direita). Após abdominoplastia, herniorrafia umbilical, plicatura dos retos abdominais, e plicatura transumbilical, em repouso (inferior esquerda) e em esforço abdominal, sem evidencia de diástase e da hérnia umbilical (inferior direita).

VII - COMPLICAÇÕES E TRATAMENTO

As complicações mais frequentes das técnicas de neo-onfaloplastia são a isquemia, a constrição, e as cicatrizes hipertróficas e queloidianas.

A técnica de plicatura transumbilical apresenta taxa de isquemia baixa e comparável à das outras técnicas mais conservadoras.

A isquemia pode ser uma simples epidermolise ou pode ser uma necrose mais profunda da derme. Os fatores prováveis que podem contribuir para o sofrimento isquêmico do umbigo são:

- A incisão cutânea ao redor do umbigo e a dissecção do retalho do plano aponeurótico,
- As manipulações cirúrgicas na correção da hérnia umbilical,
- A plicatura da aponeurose dos músculos reto abdominal,
- A tensão da sutura cutânea do umbigo no retalho abdominal.

Dentre as prováveis causas, a tensão da sutura do umbigo no retalho abdominal parece ser o fator mais importante.

Outras complicações como a contratura ou constrição são praticamente nulas com essa técnica, provavelmente devido às incisões retilíneas, e não circulares no retalho abdominal na confecção do neo-umbigo, que resulta no formato oval alongado.

A ocorrência de cicatriz hipertrófica no umbigo é rara e sempre concomitante com o desenvolvimento de cicatrizes hipertróficas em outras regiões, caracterizando a tendência pessoal da paciente, e não um problema inerente à técnica.

A isquemia pode ser evitada tomando o cuidado de não "apertar" em demasia as suturas da plicatura e da plicatura transumbilical. O cirurgião sente na mão a tensão suficiente para aproximar ao máximo os músculos retos e ao mesmo tempo, sem estrangular o pedículo umbilical.

O mais importante talvez seja não deixar o pedículo muito curto e a camada do subcutâneo muito espessa, ou outras situações que aumentam a tensão da sutura entre o retalho abdominal e o umbigo.

Contudo, mesmo tomando os cuidados para se evitar complicações, por ser multifatorial, a isquemia pode se estabelecer. O mais comum é a epidermólise, que não requer qualquer tratamento. Após re-epitelização, que ocorre em pouco tempo, a pele umbilical adquire excelente aspecto e textura. Nos eventuais sofrimentos mais profundos, o enxerto de pele poderá ser necessário. A melhor e mais simples solução é obter a pele de espessura total das pálpebras, através da cirurgia estética de blefaroplastia, que não deixa sequelas na área doadora e oferece uma pele ideal e suficiente para enxerto. Um curativo de Brown é necessário por 7 ou 10 dias. O resultado é excelente e as cicatrizes são imperceptíveis.

VIII - PONTOS CHAVES

- A técnica de plicatura transumbilical corrige a diástase periumbilical, que frequentemente é negligenciada;
- Aprofunda o centro do umbigo, e não as bordas, com isso, os resultados estéticos são mais naturais;
- O design longilíneo do umbigo é preconizado, a incisão vertical ou a ressecção de um retângulo vertical de pele no retalho abdominal durante abdominoplastia apresentam resultados mais estéticos;
- A preservação do tecido subcutâneo ao redor, principalmente nas laterais do umbigo, torna-o mais fundo;
- Apesar da sutura e da plicatura transumbilical, esta técnica não causa ou aumenta a taxa de complicações isquêmicas;
- Não há, praticamente, constrições do umbigo no pós-operatório, provavelmente é devido ao formato não circular da incisão no retalho abdominal;
- CAs raras complicações isquêmicas são facilmente resolvidas: a epidermolise não requer tratamento e não deixa nenhuma sequela, enquanto lesões mais profundas que necessitam de enxerto de pele, podem ser solucionadas com a pele fina, mas de espessura total, das pálpebras obtidas através da cirurgia estética de blefaroplastia.

IX – BIBLIOGRAFIA

- Chang YC, Roxo ACW, Labanca L, Ritter PD. Cirurgia estética e functional do umbigo: técnica de plicatura transumbilical. Rev Bras Cir Plast. 2011; 24(2): 293-7

- Juri J, Juri C, Raiden G. Reconstruction of the umbilicus in abdominoplasty. Plat. Reconstr. Surg. 1979. 63 (4): 580-82

- Choudhary S, Taams KO. Umbilicosculpture: A concept revisited. British Journal of Plast. Surg. 1998; Vol 51 n°7: 538-41.

- Craig SB, Faller MS, Puckett CL. In search of the ideal female umbilicus. Plast Reconstr Surg 2000; 105 (1):389-92

- Lopez-Tallaj L, Gervais J. Restauração umbilical na abdominoplastia: Uma simples técnica retangular. 2001; 16(3) 39-46

- Lee MJ, Mustoe TA. Simplified Technique for Creating a Youthful Umbilicus in Abdominoplsty. Plast Reconstr Surg 2002; 109: 2136-47.

- Niranjan NS, Satiano JJ. An anatomical method for Re-Siting the Umbilicus. Plast. Reconstr. Surg. 2004. 113 (7): 2194-98

- Gallo JRB. Realocação vertical da cicatriz umbilical em abdominoplastias do grupo IV de bozola e psillakis – padronização tática. Rev Bras Cir Plast. 2005; 20(3): 160-6

- D'Assumpção EAD. Técnica para umbilicoplastia, evitando-se um dos principais estigmas das abdominoplastias. Rev Bras Cir Plast. 2005; 20(3): 160-6

- Chang TN, Baroudi R. Abdominoplasty techniques. In: Mathes SJ. Plastic Surgery: Trunk and Lower Extremity Vol 6 2nd edition; Saunders Elsevier; 2006. p119-91

- Abhyankar SV, Rajguru AG, Patil PA. Anatomical localization of the umbilicus: an Indian study. Plas. Reconstr. Surg. 2006. 117:1153-57

- Rozen SM, Redett RR. The two-dermal-flap umbilical transposition: a natural and aesthetic umbilicus after abdominoplasty. Plat. Recontr. Surg. 2007. 119:2255-62

- Amud RJM. Neo-onfaloplastia sem cicatriz. Rev Bras Cir Plast. 2008; 23(1): 37-40

- Nogueira DSC. Neo-onfaloplastia de rotina em abdominoplastias. Rev Bras Cir Plast. 2008; 23(3): 207-13

- Mello DF, Yoshino H. Plicatura da base umbilical: proposta técnica para tratar protrusões e evitar estigmas pós-abdominoplastia. Rev Bras Cir Plast. 2009; 24(4): 525-9

- Freitas JOG, Guerreiro V, Sperli AE. Neo-onfaloplastia na dermolipectomia abdominal: técnica do duplo "V". Rev Bras Cir Plast. 2010; 25(3): 504-8

- Cavalcanti ELF. Neoumbilicoplastia como opção de reconstrução umbilical nas dermolipectomias abdominais em âncora pós-gastroplastia. Rev Bras Cir Plast. 2010; 2(3): 509-18

- Silva FN, Oliveira EA. Neo-onfaloplastia na abdominoplastia vertical. Rev Bras Cir Plast. 2010; 25(2): 330-6

- Monte ALR. Tratamento da estenose umbilical em paciente com dermolipectomia vertical. Rev Bras Cir Plast. 2011; 26(1): 167-70

- Furtado IR. Onfaloplastia: técnica "infinito". Rev Bras Cir Plast. 2011; 26(2): 298-301

- Ribeiro L, Pessoa MCM, Rocha RB. Autonomização da cicatriz umbilical: técnica segura para abdominoplastias secundárias. Rev Bras Cir Plast. 2011; 26(3): 488-95

- Daher JC, Faria CADC, Di Lamartine J et al. Umbilicoplastia: experiência com a técnica do minicirculo de pele. Rev Bras Cir Plast. 2011; 26(2): 302-5
- Yacoub CD, Baroudi R, Yacoub MB. Abdominoplastia reversa estendida. Rev Bras Cir Plast. 2012; 27(2): 328-32
- Assumpção GG. Lipoaspiração associada à miniabdominoplastia com abaixamento do umbigo sem desinserção umbilical. Rev Bras Cir Plast. 2012; 27(3): 450-6
- Cló TCT, Nogueira DSC. A new umbilical reconstruction technique used for 306 consecutive abdominoplasties. Aesth Plast Surg. 2012; 36(5):1009-14
- Donabella A. Reconstrução anatômica da cicatriz umbilical. Rev Bras Cir Plast. 2013; 28(1): 119-23
- Reno BA, Mizukami A, Cales IL. Neo-onfaloplastia no decurso das abdominoplastias em âncora em pacientes pós-cirurgia bariátrica. Rev Bras Cir Plast. 2013; 28(1): 114-8
- Murillo WL. Onfaloplastia: o retorno ao processo natural. Rev Bras Cir Plast. 2014; 29(3): 416-21
- Sperli AE, Freitas JOG, Fernandes THA. Onfaloplastia secundaria: descrição de uma nova proposição. Rev Bras Cir Plast. 2014; 29(1): 84-8
- Castro DPR, Saldanha OR, Pinto EBS, Albuquerque FM, Moia SMS. Avaliação estética da cicatriz umbilical em duas técnicas de onfaloplastia. Rev Bras Cir Plast. 2014; 29(2): 248-52

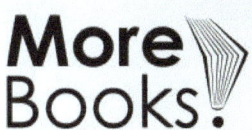
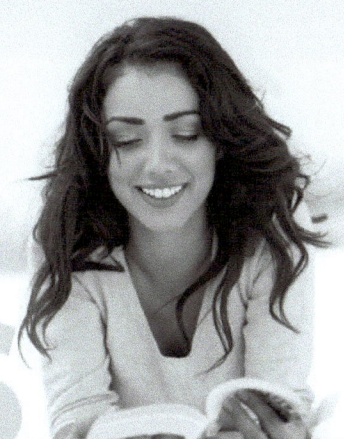

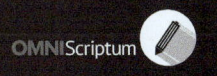

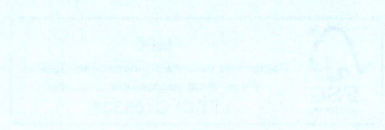

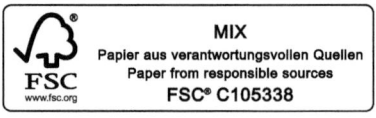